111 Recetas de Comidas y Jugos Bajas En Sodio:

La Forma Fácil de Reducir La Ingesta de Sodio

Por

Joe Correa CSN

DERECHOS DE AUTOR

Esta publicación está diseñada para proveer información precisa y autoritaria respecto al tema en cuestión. Es vendido con el entendimiento de que ni el autor ni el editor están envueltos en brindar consejo médico. Si éste fuese necesario, consultar con un doctor. Este libro es considerado una guía y no debería ser utilizado en ninguna forma perjudicial para su salud. Consulte con un médico antes de iniciar este plan nutricional para asegurarse que sea correcto para usted.

RECONOCIMIENTOS

Este libro está dedicado a mis amigos y familiares que han tenido una leve o grave enfermedad, para que puedan encontrar una solución y hacer los cambios necesarios en su vida.

111 Recetas de Comidas y Jugos Bajas En Sodio:

La Forma Fácil de Reducir La Ingesta de Sodio

Por

Joe Correa CSN

CONTENIDOS

ACERCA DEL AUTOR

Luego de años de investigación, honestamente creo en los efectos positivos que una nutrición apropiada puede tener en el cuerpo y la mente. Mi conocimiento y experiencia me han ayudado a vivir más saludablemente a lo largo de los años y los cuales he compartido con familia y amigos. Cuanto más sepa acerca de comer y beber saludable, más pronto querrá cambiar su vida y sus hábitos alimenticios.

La nutrición es una parte clave en el proceso de estar saludable y vivir más, así que empiece ahora. El primer paso es el más importante y el más significativo.

INTRODUCCIÓN

111 Recetas de Comidas y Jugos Bajas En Sodio: La Forma Fácil de Reducir La Ingesta de Sodio

Por Joe Correa CSN

Una dieta baja en sodio es muy simple, y extremadamente saludable y de gran ayuda para nuestro organismo. La más grande fuente de sodio es la sal, y básicamente la comemos cada día de formas diferentes. Esta dieta está especialmente recomendada para personas mayores de 50 años, y con problemas renales u otros problemas de salud (incluyendo la presión sanguínea).

La mayoría de las personas están preocupadas por la cantidad de azúcar en sus dietas, pero grandes cantidades de sal pueden también causar problemas de salud serios.

La fuente principal del sodio en su dieta diaria es la sal. Desafortunadamente, la mayoría de las personas no se dan cuenta de las cantidades de sal que consumen diariamente. Algunas estadísticas sugieren que el estadounidense promedio come 5 a 7 cucharadas de sal cada día, lo que equivale a más de 20 veces la cantidad necesaria para el cuerpo. Esto resulta en contener el exceso de fluidos en el cuerpo, que crea un peso significativo en el corazón, seguido de condiciones que atentan a la vida.

Siendo alguien enfocado en la salud y bienestar, he buscado la mejor forma de limpiar mi cuerpo y eliminar las substancias poco saludables de mi cuerpo. Este libro es un resultado de mi investigación y experiencia personal.

Este libro es una maravillosa colección de recetas de comidas y jugos bajas en sodio, que me gusta preparar para mí, y que estoy seguro usted disfrutará.

111 RECETAS DE COMIDAS Y JUGOS BAJAS EN SODIO

Comidas

1.   **Avena Nocturna con Frambuesas Frescas**

Ingredientes:

1 taza de copos de avena

1 durazno grande, cortado en piezas pequeñas

¼ taza de frambuesas frescas

¼ taza de moras

¼ taza de almendras, cortadas finamente

2 cucharadas de miel

1 cucharadita de linaza

1 cucharadita de canela, molida

Preparación:

Combinar la avena con una taza de agua. Poner en una olla grande y hervir a fuego medio. Cocinar por 5 minutos, revolviendo constantemente. Remover del fuego y dejar reposar.

Poner el durazno, frambuesas y moras en un bowl. Agregar la avena y revolver.

Mientras tanto, combinar la miel con la linaza y almendras en un bowl pequeño. Verter la mezcla sobre la avena y espolvorear con canela.

Refrigerar por la noche.

Información nutricional por porción: Kcal: 166, Proteínas: 4.1g, Carbohidratos: 41.4g, Grasas: 2.3g

2.   Mini Pinchos de Tomate y Queso

Ingredientes:

4 onzas de tomates cherry, en mitades

5 onzas de Bolas de queso Mozzarella

1 taza hojas de albahaca fresca, enteras

3 cucharadas de aceite de oliva extra virgen

¼ cucharadita de pimienta negra, molida

½ cucharadita de vinagre balsámico

Pinchos

Preparación:

Poner un tomate, una hoja de albahaca y una bola de queso en cada palillo de madera. Repetir el proceso hasta quedarse sin ingredientes. Poner los pinchos en un plato.

Sazonar con pimienta, aceite de oliva y vinagre balsámico.

Servir inmediatamente.

Información nutricional por porción: Kcal: 172, Proteínas: 8.2g, Carbohidratos: 11.6g, Grasas: 21.4g

3.   Ensalada Picante de Ternera y Sandía

Ingredientes:

5 onzas de filete de carne, rebanado finamente

½ sandía pequeña, pelada y en cubos

1 cebolla mediana, rebanada

1 cucharada de menta fresca

¼ cucharadita de pimienta negra, molida

Para el aderezo:

2 cucharadas de aceite de oliva

1 cucharadita de pimienta roja, molida

3 cucharadas de jugo de limón

1 cucharadita de cilantro fresco

1 cucharadita de miel

Preparación:

Precalentar el aceite de oliva en una sartén grande a fuego medio/alto. Agregar la cebolla y freír por 2 minutos. Añadir la carne y rociar con pimienta molida a gusto. Grillar hasta que la carne esté a punto medio o ¾.

Combinar los ingredientes del aderezo en un bowl. Revolver bien y dejar a un lado.

Transferir la carne y cebolla a un plato y cubrir con sandía y menta.

Rociar la ensalada con aderezo y servir.

Información nutricional por porción: Kcal: 180, Proteínas: 15.2g, Carbohidratos: 14.3g, Grasas: 9.3g

4.   Pollo con Semillas de Sésamo

Ingredientes:

1 libra de pechuga de pollo, sin piel ni hueso, rebanada finamente

2 huevos grandes

4 onzas de semillas de sésamo

4 onzas de pan rallado

1 cucharadita de Pimienta Cayena, molida

1 cucharada de perejil fresco, cortado finamente

1 cucharada de aceite de oliva

Preparación:

Batir los huevos, semillas de sésamo y pan rallado en un bowl grande. Revolver bien y dejar a un lado.

Precalentar el aceite en una sartén grande a fuego medio/alto. Agregar el pollo y cocinar por 10 minutos de ambos lados. Verter la mezcla de huevo y reducir el fuego al mínimo. Cocinar por 4-5 minutos más y remover del fuego. Transferir a un plato y rociar con perejil fresco.

Servir con vegetales frescos.

Información nutricional por porción: Kcal: 250, Proteínas: 8.6g, Carbohidratos: 28.7g, Grasas: 10.3g

5. Batido de Vainilla y Frutilla

Ingredientes:

1 taza de leche desnatada

1 cucharadita de extracto de vainilla

½ taza de frutillas, en mitades

1 cucharada de almendras, cortadas finamente

1 cucharada de azúcar

2 cucharadita de miel

Preparación:

Combinar todos los ingredientes en una licuadora. Pulsar hasta que esté suave. Transferir a un vaso grande y refrigerar al menos una hora antes de servir.

Servir con frutas frescas de su elección.

¡Disfrute!

Información nutricional por porción: Kcal: 270, Proteínas: 4.5g, Carbohidratos: 78.3g, Grasas: 0.1g

6. Ternera Grillada y Risotto de Champiñones

Ingredientes:

1 libra de ternera, sin piel ni hueso

3 cebollas grandes, trozadas

1 taza de champiñones, en mitades

1 taza de arroz blanco

1 cucharada de perejil, cortado finamente

1 cucharadita de pimienta negra, molida

3 tomates medianos, trozadas

2 dientes de ajo, cortados finamente

1 cucharadita de pimienta roja, molida

2 cucharadas de aceite de oliva

Preparación:

Precalentar 1 cucharada de aceite en una sartén grande a fuego medio. Agregar las cebollas y freír por 4-5 minutos, o hasta que trasluzcan. Añadir los champiñones y revolver bien. Cocinar por 19 minutos y luego agregar el arroz.

Mezclar y cocinar por 2 minutos más. Añadir agua hasta cubrir todos los ingredientes. Cubrir, reducir el fuego a bajo y cocinar por 15 minutos. Remover del fuego y añadir perejil. Dejar el risotto a un lado.

Precalentar una cucharada de aceite en una sartén grande a fuego medio/alto. Usando sus manos, frotar la pimienta negra y roja en la carne. Poner en la sartén y cocinar por 10 minutos de ambos lados, o hasta que esté crujiente.

Mientras tanto, poner los tomates en la procesadora. Pulsar hasta que quede suave y verter la mezcla en la sartén.

Agregar una taza de agua, tapar y reducir el fuego al mínimo. Cocinar por 25-30 minutos y remover.

Servir la carne y el risotto con ensalada fresca.

Información nutricional por porción: Kcal: 504, Proteínas: 32.3g, Carbohidratos: 48.3g, Grasas: 21.2g

7.   Ensalada Mexicana Picante

Ingredientes:

1 libra de pimientos rojos, en mitades

3 cucharadas de aceite de oliva

3 cebollas grandes, trozadas

4 tomates medianos, trozados

1 cucharadita de cilantro fresco, cortado finamente

1 ají picante pequeño, cortada finamente

2 cucharadas de cebollas de verdeo, trozadas

2 cucharadas de jugo de lima

¼ cucharadita de pimienta negra, molida

½ cucharadas de vinagre vegetal

Preparación:

Precalentar el horno a 400°F. Engrasar una fuente de hornear con aceite de oliva y poner los pimientos en ella. Hornear por 10 minutos. Remover y dejar enfriar. Quitar las semillas y pelar.

Combinar los pimientos y cebolla en un bowl grande. Mezclar con el vinagre, aceite y ¼ taza de agua. Revolver bien y marinar por 2 horas.

Combinar los tomates, pimientos, ají, cilantro y cebollas de verdeo en otro bowl.

Transferir los pimientos y cebolla a un plato. Cubrir con la mezcla de tomates y especias.

Puede verter un poco del jugo de la marinada para tener más sabor.

Información nutricional por porción: Kcal: 165, Proteínas: 4.1g, Carbohidratos: 19.5g, Grasas: 9.7g

8.   Papas Horneadas a la Pimienta Roja

Ingredientes:

1 libra de papas medianas, peladas y en mitades

4 cucharadas de aceite de oliva

2 tomates grandes, trozados

1 cucharadita de pimienta roja, molido

1 cucharadita de perejil fresco, cortado finamente

1 cucharadita de vinagre balsámico

Preparación:

Precalentar el horno a 400°F.

Engrasar una fuente de hornear con 1 cucharada de aceite de oliva. Poner las papas y sazonar con pimienta roja. Hornear por 15 minutos, o hasta que estén crujientes. Remover y dejar reposar.

Mientras tanto, transferir los tomates, perejil, aceite y vinagre a una procesadora. Pulsar hasta que quede suave.

Poner las papas en un plato. Cubrir con salsa y servir.

Información nutricional por porción: Kcal: 300, Proteínas: 6.1g, Carbohidratos: 58.4g, Grasas: 9.3g

9.   Pote de Carne Delicioso

Ingredientes:

1 libra de carne magra, trozada en piezas del tamaño de un bocado

2 cebollas medianas, trozadas

1 pimiento, sin semillas y trozado

3 papas grandes, peladas y trozadas

1 taza de champiñones, en mitades

2 cucharadas de aceite vegetal

½ cucharadita de pimienta negra, molida

1 cucharadita de Pimienta Cayena, molida

1 cucharadita de harina común

1 cucharadita de perejil

½ cucharadita de azúcar

Preparación:

Poner la carne en una olla grande u olla a presión. Verter agua hasta cubrir. Tapar y cocinar por 15 minutos a fuego medio.

Remover del fuego y dejar a un lado sin tapa.

Mientras tanto, precalentar el aceite en una sartén grande a fuego medio. Agregar los champiñones y papas, y rociar con azúcar. Cocinar por 5 minutos y transferir a la olla. Añadir los ingredientes restantes y revolver.

Cocinar por 30 minutos a fuego medio. Remover del fuego y dejar reposar.

Servir.

Información nutricional por porción: Kcal: 209, Proteínas: 17.2g, Carbohidratos: 25.8g, Grasas: 7.3g

10.   Ensalada de Mejillones Grillados

Ingredientes:

2 libras de mejillones frescos, limpiados

1 cebolla grande, pelada y trozada finamente

3 dientes de ajo, molidos

4 cucharadas de aceite de oliva

¼ taza de perejil fresco, cortado finamente

1 cucharada de romero, cortado finamente

1 taza de lechuga de cordero

½ taza de hojas de rúcula

1 tomate cherry grande, para decorar

Preparación:

Lavar y colar los mejillones. Dejar a un lado.

Calentar el aceite de oliva a fuego medio/alto. Pelar y cortar la cebolla. Reducir el fuego a medio y agregar la cebolla. Freír por varios minutos, hasta que esté crujiente. Añadir los mejillones y perejil. Cocinar por unos 20 minutos, sacudiendo la sartén regularmente. Cuando toda el agua se haya evaporado, añadir el ajo y romero, y mezclar bien nuevamente.

En un bowl grande, combinar los mejillones con la lechuga de cordero. Agregar el aceite restante, y decorar con un tomate cherry.

Servir inmediatamente.

Información nutricional por porción: Kcal: 192, Proteínas: 18.2g, Carbohidratos: 8.9g, Grasas: 42.2g

11.   Sopa de Coliflor con Ajo

Ingredientes:

1 cabeza de coliflor grande, cortada en piezas del tamaño de un bocado

1 cucharada aceite vegetal

1 diente de ajo, molido

1 puerro, trozado

1 cucharada de manteca

4 onzas fluidas de caldo vegetal, sin sal

½ taza de queso mozzarella fresco, sin sal

Preparación:

Poner la coliflor y el queso en la procesadora. Pulsar por 30 segundos y dejar a un lado.

Calentar el aceite en una olla grande a fuego medio/alto. Añadir manteca, ajo y puerro, y saltear por 2-3 minutos.

Transferir la mezcla de coliflor a la olla y añadir el caldo vegetal. Tapar, reducir el fuego al mínimo y cocinar por 25 minutos.

Servir caliente.

Información nutricional por porción: Kcal: 132, Proteínas: 9.3g, Carbohidratos: 21.4g, Grasas: 7.9g

12. Ensalada de Berro con Perejil

Ingredientes:

7 onzas raíz de perejil, rebanado

3.5 onzas berro, despedazado

1 onza Queso Mozzarella, sin sal

1 cucharada de semillas de girasol

1 cucharada de vinagre de sidra de manzana

2 cucharadas de aceite de oliva extra virgen

1 diente de ajo, molidos

Preparación:

Poner la raíz de perejil en una olla. Agregar suficiente agua para cubrir y cocinar hasta que ablande. Esto debería llevar unos 45 minutos.

Puede acelerar el proceso y reducir el tiempo de cocción si la pone en una olla a presión. Cocine por 10 minutos al máximo y remover del fuego.

Calentar una cucharada de aceite de oliva y freír el perejil por 3-4 minutos. Dejar a un lado.

Lavar el berro y trozarlo. Poner en un bowl grande. Agregar el perejil y mezclar bien.

En un bowl pequeño, combinar el aceite de oliva con sidra de manzana y ajo. Revolver bien y rociar sobre la ensalada.

Servir con semillas de girasol y queso.

Información nutricional por porción: Kcal: 74, Proteínas: 3.8g, Carbohidratos: 16.7g, Grasas: 1.5g

13.   Sopa de Tomate Simple

Ingredientes:

4 tomates grandes, pelado y trozados

1 cucharada de apio, cortada finamente

1 cebolla mediana, en cubos

1 cucharada de albahaca fresca, cortada finamente

2 cucharadas de aceite de oliva extra virgen

½ cucharadita de pimienta negra, molida

½ cucharadita de azúcar

Agua Fresca

Preparación:

Calentar el aceite de oliva en una sartén antiadherente a fuego medio/alto. Agregar las cebollas, apio y albahaca fresca. Rociar con pimienta y freír por 10 minutos, hasta que caramelice.

Agregar el tomate y ¼ taza de agua. Reducir el fuego al mínimo y cocinar por 15 minutos, hasta que ablanden. Añadir una taza de agua y 1 cucharadita de azúcar, y hervir.

Remover del fuego y servir con perejil fresco.

Información nutricional por porción: Kcal: 89, Proteínas: 0.7g, Carbohidratos: 4.9g, Grasas: 7g

14.   Sopa de Carne con Vegetales

Ingredientes:

1 libra de pechuga de pollo, sin piel ni hueso, trozada en piezas del tamaño de un bocado

1 cebolla, pelada y trozada finamente

1 zanahoria, rebanado

2 cucharadas de harina de almendra

1 cucharadita de pimienta Cayena

2 yemas de huevo

3 cucharadas de jugo de limón recién exprimido

3 cucharadas de aceite de oliva extra virgen

4 tazas de caldo vegetal

Preparación:

Calentar el aceite en una olla a presión, a fuego medio/alto. Freír la cebolla hasta que trasluzca.

Añadir la zanahoria y pimienta Cayena, y cocinar por otros 3 minutos.

Agregar los otros ingredientes, verter el caldo y mezclar bien.

Tapar y asegurar la olla y cocinar a fuego alto por 20 minutos.

Información nutricional por porción: Kcal: 140, Proteínas: 17g, Carbohidratos: 13g, Grasas: 9g

15.   Ensalada de Calabaza Hokkaido

Ingredientes:

½ calabaza Hokkaido pequeña, cortada en cubos

3 onzas de panceta, finamente cortada

½ taza de espinaca bebé, cortada finamente

½ taza de nueces

1 cucharada de aceite de oliva

1 cucharada de jugo de limón

¼ cucharadita de pimienta molida

Preparación:

Primero, precalentar el horno a 520°F.

Pelar la calabaza y cortarla en cubos. Poner papel de hornear sobre una fuente. Puede engrasar el papel con aceite de oliva, pero esto es opcional. Poner los cubos de calabaza en él, añadir sal y pimienta. Hornear por 10 minutos, o hasta que los lados estén marrones.

Precalentar una sartén antiadherente a fuego medio/alto. Agregar el salmón ahumado y grillar hasta que esté crujiente de ambos lados. Remover y dejar a un lado.

Esparcir la espinaca bebé en un plato. Hacer una capa con la calabaza y el salmón ahumado. Cubrir con nueces y rociar con jugo de limón, aceite de oliva y pimienta a su gusto. ¡Servir inmediatamente!

Información nutricional por porción: Kcal: 306, Proteínas: 13.7g, Carbohidratos: 6.9g, Grasas: 25.2g

16.   Pollo en Salsa de Champiñones

Ingredientes:

1 libra de carne de pollo, sin piel

2 cucharadas de harina común

1 taza de champiñones

1 taza de frijoles verdes, cocidos

¼ taza de caldo de pollo

½ cucharadita de sal marina

¼ cucharadita de pimienta negra

4 cucharadas de aceite de oliva

Preparación:

Lavar y secar el pollo. En un bowl grande, combinar la harina común con sal y pimienta. Cubrir el pollo con la harina y dejar a un lado. Calentar el aceite de oliva a fuego medio y freír el pollo por 5 minutos de cada lado. Remover y transferir a un plato.

En la misma sartén, añadir caldo de pollo, frijoles verdes y champiñones. Hervir y cocinar por 2-3 minutos. Poner el pollo nuevamente en ella y cocinar por otros 20 minutos, revolviendo ocasionalmente, hasta que el agua evapore. Servir caliente.

Información nutricional por porción: Kcal: 331, Proteínas: 41.3g, Carbohidratos: 18.5g, Grasas: 10.4g

17.   Ensalada de Invierno

Ingredientes:

2 peras grandes, peladas y cortadas en gajos

2 naranjas grandes, peladas y cortadas en gajos

¼ taza de higos secos, trozados

¼ taza de damascos secos, trozados

¼ cucharadita de canela, molida

½ cucharadita de nueces, molidas y sin sal

1 taza de jugo de lima

Preparación:

Combinar todas las frutas en un bowl grande. Mezclar bien y dejar a un lado.

Mientras tanto, combinar la canela y nueces en otro bowl. Agregar el jugo de lima. Verter el aderezo sobre las frutas y refrigerar unos 30 minutos.

Servir.

Información nutricional por porción: Kcal: 201, Proteínas: 2.2g, Carbohidratos: 71.3g, Grasas: 0.5g

18.   Sopa de Berenjena

Ingredientes:

3 berenjenas pequeñas, peladas y cortadas en piezas del tamaño de un bocado

1 cebolla mediana, cortada finamente

2 tomates medianos, pelados y trozados

1 cucharada de crema agria

3 cucharadas de aceite de oliva

½ cucharadita de pimienta negra, molida

¼ cucharadita de ají picante, molido

Preparación:

Poner los cubos de berenjena en un bowl grande, y añadir sal. Dejar reposar por 15 minutos (la sal removerá la amargura). Lavar y secar con papel de cocina.

Calentar aceite de oliva en una sartén a fuego medio/alto. Agregar la cebolla y freír hasta que trasluzca. Añadir los trozos de berenjena y freír unos minutos más.

Agregar los tomates a la sartén y revolver bien. Cocinar por

3-4 minutos más, remover del fuego y dejar enfriar. Transferir a una procesadora y pulsar hasta que quede suave.

Tomar una olla profunda y poner la mezcla allí. Añadir dos onzas fluidas de agua, pimienta y chile, y cubrir con una tapa. Cocinar por unos minutos.

Servir caliente.

Información nutricional por porción: Kcal: 125, Proteínas: 5.6g, Carbohidratos: 17.4g, Grasas: 19.7g

19.   Bolsillos de Vegetales

Ingredientes:

6 onzas de coliflor, trozada

2 pimientos, sin semillas, cortados en tiras

2 zanahorias pequeñas, rebanadas

1 calabacín pequeño, pelado y trozado

6 onzas de Brotes de Bruselas, en mitades

4 dientes de ajo, cortados finamente

1 cucharadita de albahaca, cortada finamente

½ cucharadita de pimienta negra, molida

2 cucharadas de aceite de oliva

Preparación:

Precalentar el horno a 400°F.

Combinar todos los ingredientes en un bowl grande. Revolver bien. Rociar con aceite de oliva.

Dividir la mezcla en 4 piezas en papel aluminio. Enrollar y sellar los lados, dejando espacio para que circule el calor.

Transferir los envueltos a una fuente de hornear. Cocinar por 50 minutos. Remover del horno y dejar a un lado para que enfríen.

¡Disfrute!

Información nutricional por porción: Kcal: 74, Proteínas: 5.6g, Carbohidratos: 13.8g, Grasas: 12.1g

20.   Albóndigas con Salsa de Alcaparras

Ingredientes:

1 libra de carne molida

1 cebolla mediana, trozada

3 cucharadas de aceite vegetal

2 yemas de huevo

1 cucharadita de hojas de laurel frescas, cortadas finamente

2 onzas de alcaparras

1 cucharada de manteca

½ cucharadita de pimienta negra

2 cucharadas de jugo de limón

Agua Fresca

Preparación:

Mezclar la carne picada con los huevos, pimienta negra, aceite de oliva y cebolla, hasta que queden bien combinados. Formar pequeñas bolas con sus manos y ponerlas en una sartén a fuego medio. Cocinar por 3-10 minutos, o hasta que no quede rojo en el interior de las mismas.

En una cacerola aparte, combinar 2 tazas de agua, jugo de limón, alcaparras y hoja de albahaca. Hervir y añadir cuidadosamente las bolas de carne con una cuchara. Cocinar por 15 minutos y transferir las bolas de carne a un plato. Servir.

Información nutricional por porción: Kcal: 158, Proteínas: 14.7g, Carbohidratos: 13.6g, Grasas: 9.1g

21.   Ensalada Italiana de Espárrago Salvaje

Ingredientes:

8 onzas de espárragos frescos, enteros

3 cucharadas de atún, sin aceite

2 dientes de ajo

2 cucharadas de aceite vegetal, para freír

3 cucharadas de aceite de oliva extra virgen

Preparación:

Primero, lavar y cortar los espárragos en tiras de 2 pulgadas de largo.

Calentar 2 cucharadas de aceite vegetal a fuego medio/alto. Agregar los espárragos y freír por varios minutos. Remover del fuego y usar papel cocina para quitar el exceso de aceite. Transferir a un plato y cubrir con atún.

Sazonar con aceite de oliva. Decorar con aceitunas negras, aunque esto es opcional.

Información nutricional por porción: Kcal: 157, Proteínas: 17.2g, Carbohidratos: 12.8g, Grasas: 9.7g

22.   Sopa de Palta y Vegetales

Ingredientes:

½ palta grande, madura

1 cucharada jugo de limón

1 cucharada aceite vegetal

2 tomates pequeños, sin piel ni semillas

1 diente de ajo, molido

1 puerro, trozado

½ chile rojo, trozado

4 onzas fluidas caldo vegetal, sin sal

2 onzas fluidas de leche (puede ser reemplazada por leche de almendra para más sabor)

Preparación:

Pelar la palta y aplastar la pulpa con un tenedor. Añadir el jugo de limón y dejar a un lado.

Calentar el aceite en una olla profunda. Agregar los tomates, ajo, puerro y chile, y saltear a fuego bajo por 2-3 minutos, o hasta que ablanden.

Poner la mitad de la mezcla de vegetales en una procesadora, añadir la palta aplastada y pulsar hasta que quede suave. Transferir a la olla.

Agregar el caldo vegetal y los vegetales restantes. Cubrir y cocinar por 15 minutos a fuego medio/bajo.

Servir caliente.

Información nutricional por porción: Kcal: 92, Proteínas: 2.7g, Carbohidratos: 9.5g, Grasas: 14.2g

23.   Pastel de Manzana

Ingredientes:

2 libras de manzanas (Yo uso manzanas Zester, pero puede usar cualquier tipo que tenga a mano)

¼ taza de azúcar granulada

¼ taza de pan rallado

2 cucharadita de canela, molida

3 cucharadas de jugo de limón recién exprimido

1 cucharadita de azúcar de vainilla

¼ taza de aceite

1 huevo, batido

¼ taza de harina común

2 cucharadas de linaza

Masa de pastel

Preparación:

Precalentar el horno a 375°F.

Pelar las manzanas y cortarlas en piezas del tamaño de un bocado. Transferir a un bowl grande. Me gusta añadir unas 2 o 3 cucharadas de jugo de limón recién exprimido. Esto le da un sabor agrio y previene que las manzanas cambien de color antes de hornearlas. Añadir pan rallado, azúcar de vainilla, azúcar granulada y canela. Puede también agregar una cucharadita de nuez moscada molida a la mezcla. Mezclar bien los ingredientes y dejar a un lado.

En una superficie enharinada, amasar la masa y formar 2 costras en forma de círculo. Engrasar una fuente de hornear con aceite (o manteca derretida) y poner 1 masa en ella. Añadir la mezcla de manzana y cubrir con la otra masa. Sellar aplastando los lados y cepillar con el huevo batido.

Me gusta rociar el pastel con linaza. Agrega grandes valores nutricionales, y también un sabor crujiente que adoro. Esto, sin embargo, es opcional. Puede rociarlo con azúcar impalpable. Esto depende de su gusto.

Hornear por 1 hora o hasta que la costra esté marrón y crujiente. Dejar enfriar un rato y servir.

Información nutricional por porción: Kcal: 410, Proteínas: 3.5g, Carbohidratos: 56.4g, Grasas: 18.8g

24. Ensalada de Frutilla y Coco

Ingredientes:

1 taza de frutillas, en mitades

1 taza de damascos, rebanados (frescos o en lata)

1 kiwi mediano, pelado y rebanado

1 cucharadita de azúcar de vainilla

2 cucharadas de harina de coco

1 cucharada de menta fresca, cortada finamente

Preparación:

Combinar las frutillas, damascos y kiwi en un bowl grande. Revolver bien y dejar a un lado.

Calentar una sartén a fuego bajo y agregar la harina de coco. Freír revolviendo constantemente por 2-3 minutos. Remover del fuego, añadir menta y revolver bien.

Verter la mezcla de harina de coco sobre las frutas y mezclar.

Refrigerar 1 hora antes de servir.

Servir la ensalada con crema batida o polvo de cacao, aunque esto es opcional.

¡Disfrute!

Información nutricional por porción: Kcal: 172, Proteínas: 4.2g, Carbohidratos: 28.7g, Grasas: 0.8g

25.   Batatas con Cebollas

Ingredientes:

4 batatas medianas, peladas

6 huevos de corral

2 cebollas medianas, peladas

½ cucharadita de cúrcuma

Preparación:

Precalentar el horno a 350 grados. Poner papel de hornear en una fuente. Agregar las batatas encima. Hornear por 20 minutos. Remover y dejar enfriar un rato. Bajar el horno a 200 grados.

Mientras tanto, cortar las cebollas en piezas pequeñas. Separar las claras de huevo de las yemas. Cortar las batatas en rodajas gruesas y ponerlas en un tazón. Agregar las cebollas trozadas, 2 cucharadas de aceite de palma, claras de huevo y cúrcuma. Mezclar bien.

Esparcir esta mezcla en la fuente de hornear y cocinar por 15-20 minutos.

Información nutricional por porción: Kcal: 162, Proteínas: 2.2g, Carbohidratos: 33.1g, Grasas: 0.5g

26.   Sopa Caliente de Limón

Ingredientes:

1 libra champiñones (puede ser reemplazado por champiñones shitake)

3 cucharadas de aceite de oliva

2 tazas de caldo vegetal, sin sal

¼ taza de jugo de limón recién exprimido

¼ cucharadita de pimienta negra, molida

1 cucharadita de romero seco, molido

Preparación:

Calentar aceite en una olla profunda. Añadir los champiñones y freír por 3-4 minutos. Agregar el caldo vegetal, pimienta y romero. Hervir y reducir el fuego al mínimo. Cocinar por 10-12 minutos, revolviendo constantemente.

Remover del fuego y añadir jugo de limón antes de servir.

Información nutricional por porción: Kcal: 96, Proteínas: 6.3g, Carbohidratos: 14.6g, Grasas: 4.2g

27. Omelette de Nuez Moscada

Ingredientes:

3 huevos grandes

1 cebolla mediana

1 cucharadita de nuez moscada

½ cucharadas de perejil fresco, trozado

¼ cucharadita de pimienta negra, molida

Preparación:

Pelar y rebanar la cebolla. Lavar bajo agua fría y colar. Dejar a un lado. Calentar una sartén a fuego medio. En un bowl pequeño, batir los huevos con pimienta y perejil.

Verter los huevos a la sartén y freír por 3 minutos. Usando una espátula, remover los huevos de la sartén y agregar la cebolla y nuez moscada. Revolver bien y volver a poner los huevos encima. Cocinar por unos minutos más, hasta que las cebollas hayan dorado.

Información nutricional por porción: Kcal: 181, Proteínas: 10.6g, Carbohidratos: 8.3g, Grasas: 14.2g

28.   Ensalada de Alcachofas

Ingredientes:

2 piezas pequeñas de pechuga de pavo, sin piel ni hueso

2 huevos grandes

1 taza de repollo colorado, rallado

2 tomates cherry, enteros

½ taza de aceitunas verdes, enteras

1 taza de cebolletas, trozadas

¼ taza de alcachofas, enteras

2 cucharadas de aceite de oliva

2 cucharadas de aceite vegetal

1 cucharada de jugo de limón fresco

Preparación:

Lavar y secar la carne con papel de cocina. Cortar en tiras de 1 pulgada de espesor. En una sartén grande, calentar el aceite vegetal a fuego medio/alto. Freír las tiras de pavo por 10 minutos. Remover del fuego y remover el exceso de aceite con papel de cocina. Transferir a un bowl grande.

Mientras tanto, hervir los huevos. Poner 2 huevos gentilmente en una cacerola de agua hirviendo. Cocinar por 10 minutos. Lavar y colar. Dejar enfriar un rato y pelar. Puede agregar una cucharadita de bicarbonato de sodio al agua. Esto hará el proceso de pelado mucho más simple. Cortar los huevos en piezas del tamaño de un bocado y transferir al bowl.

Agregar los ingredientes restantes al bowl y mezclar bien.

Sazonar con jugo de limón fresco.

Servir inmediatamente.

Información nutricional por porción: Kcal: 246, Proteínas: 34.8g, Carbohidratos: 19.4g, Grasas: 30.2g

29. Salsa de Palta

Ingredientes:

2 paltas maduras, sin semillas y en cubos

½ taza de cebollas picadas

2 pimientos, sin semillas y picados

3 limas orgánicas, exprimidas

2 cucharadas de aceite de palta

2 cucharadas de hojas de cilantro frescas picadas

½ cucharadita de pimienta negra, molida

Preparación:

Combinar los ingredientes de la salsa en un bowl grande y mezclar con una batidora eléctrica. Cubrir y dejar reposar hasta que sea necesaria.

Información nutricional por porción: Kcal: 96, Proteínas: 1.9g, Carbohidratos: 7.5g, Grasas: 7.4g

30.   Sopa Fría de Calabacín

Ingredientes:

1 libra calabacín, cortado en trozos

2 tazas de caldo de pollo casero

1 cebolla pequeña, pelada y trozada finamente

2 dientes de ajo, molidos

½ cucharadita de orégano seco

¼ cucharadita de pimienta, molida

3 cucharadas de aceite vegetal

1 cucharada de crema batida (opcional y puede ser reemplazada por crema de almendra)

Preparación:

Calentar aceite en una sartén grande a fuego medio/alto. Agregar la cebolla y ajo, y saltear hasta que trasluzca. Añadir el calabacín, orégano y pimienta. Continuar cocinando hasta que ablanden.

Añadir el caldo de pollo y hervir. Reducir el fuego al mínimo y cocinar por 10 minutos.

Dejar enfriar un rato y transferir a una licuadora. Pulsar hasta que quede suave.

Añadir una cucharada de crema batida antes de servir, aunque esto es opcional.

Información nutricional por porción: Kcal: 154, Proteínas: 3g, Carbohidratos: 5g, Grasas: 13g

31.   Risotto de Brócoli Verde

Ingredientes:

½ taza de arroz

2 tazas de champiñones frescos

½ taza de brócoli cocido

1 cucharada de romero seco

1 cucharadita de jugo de lima

½ cucharadita de comino

Preparación:

Primero, deberá cocinar el arroz. Lavar y poner en una cacerola con 1 taza de agua. Revolver bien y hervir. Cubrir con tapa y cocinar por unos 15 minutos a fuego mínimo. Remover del fuego y dejar enfriar.

Lavar y cortar los champiñones en trozos de tamaños similares. Calentar el grill a fuego medio. Agregar los champiñones y revolver bien. Cocinar hasta que ablanden, o hasta que el agua se haya evaporado. Remover de la sartén. Agregar comino y mezclar con el arroz y brócoli.

Sazonar con romero seco, pimienta y jugo de lima. Servir caliente.

Información nutricional por porción: Kcal: 348, Proteínas: 11.3g, Carbohidratos: 55.7g, Grasas: 9.6g

32.   Pastel de Espinaca con Queso de Cabra

Ingredientes:

9 onzas de espinaca fresca, trozada

4 huevos enteros

½ taza de leche de cabra

1 taza de queso de cabra sin sal, trozado

Preparación:

Precalentar un horno a 350°F. Poner papel de hornear sobre una fuente y dejar a un lado.

Batir los huevos bien en un bowl, mezclar con la leche y queso de cabra, y seguir batiendo hasta que se incorporen completamente. Dejar a un lado.

Poner la espinaca trozada en la fuente de hornear. Verter la mezcla de huevo y cubrir la espinaca completamente. Hornear por unos 40 a 45 minutos, o hasta que el queso se haya derretido y carbonizado levemente.

Remover del horno y dejar reposar 5 minutos antes de servir.

Información nutricional por porción: Kcal: 182, Proteínas: 9.4g, Carbohidratos: 14.1g, Grasas: 4.2g

33.   Ensalada de Albahaca de Primavera

Ingredientes:

1 pimiento rojo mediano, trozado en cubos

1 onza de alcachofas, trozadas

2 onzas de tomates perita, en mitades

1 cebolla morada pequeña, rebanada

1 onza de aceitunas negras

1 cucharadita de albahaca, molida

2 onzas de queso Cottage crudo, sin sal, despedazado

3 onzas de col rizada, trozada y pre cocida

½ taza de jugo de limón

2 cucharadas de aceite de oliva

2 dientes de ajo, molidos

½ cucharadita de comino, molido

Preparación:

Combinar el aceite de oliva, jugo de limón y ajo en un bowl

pequeño. Aplastar el ajo y revolver bien para combinar.

En un bowl grande, combinar los vegetales y queso. Rociar con marinada y servir inmediatamente.

Información nutricional por porción: Kcal: 353, Proteínas: 7.9g, Carbohidratos: 23.8g, Grasas: 28.2g

34.   Vegetales Asados

Ingredientes:

½ taza de remolacha, pelada y en cubos

½ taza de frijoles verdes, cocidos y colados

½ taza de Brotes de Bruselas, trozados

½ taza de calabaza, pelada y trozada

½ taza de zanahoria, trozada

1 taza de tomates frescos, trozados

½ taza de tomates asados

1 cebolla pequeña, rebanada

½ taza de lentejas cocidas

1 taza de remolacha plateada, finamente trozada

1 taza de queso de cabra crudo, sin sal

Preparación:

Precalentar el horno a 350 grados. En un tazón grande, combinar la remolacha, frijoles verdes, brotes de Bruselas y calabaza. Poner en una fuente de hornear y cocinar por unos 20 minutos.

Mientras tanto, calentar una sartén antiadherente mediana. Agregar las cebollas y zanahorias y freír por 5 minutos, revolviendo constantemente.

Agregar los tomates en cubos y la remolacha plateada. Hervir a fuego lento por 20 minutos. Añadir sal a gusto. Servir las lentejas cubiertas con los vegetales asados, tomates asados y queso de cabra.

Información nutricional por porción: Kcal: 102, Proteínas: 7.4g, Carbohidratos: 13.4g, Grasas: 6.1g

35. Sopa de Brotes de Bruselas con Limón

Ingredientes:

8 onzas Brotes de Bruselas frescos

Un puñado de perejil fresco, cortado finamente

1 cucharadita de tomillo seco

1 cucharada de jugo de limón fresco

Preparación:

Poner los brotes de Bruselas en una cacerola profunda y cubrir con agua. Hervir y cocinar hasta que ablanden. Remover del fuego y colar.

Transferir a una procesadora. Agregar perejil fresco, tomillo y ½ taza de agua. Pulsar hasta que la mezcla esté suave. Volver a poner en la cacerola y agregar un poco más de agua. Hervir y cocinar varios minutos, a fuego mínimo. Sazonar con jugo de limón fresco. Servir caliente.

Información nutricional por porción: Kcal: 87, Proteínas: 3.5g, Carbohidratos: 7.6g, Grasas: 5.3g

36. Quínoa Caliente con Ciruelas

Ingredientes:

1 taza de quínoa

1 taza de ciruelas, cortadas por la mitad y sin carozo

1 cucharada de azúcar negra

½ cucharadita de canela, molida

Agua

Preparación:

Poner las ciruelas en una sartén grande y cubrir con agua. Hervir y cocinar por 10 minutos, o hasta que ablanden. Remover del fuego y colar. Dejar a un lado.

Usar la misma sartén para hervir 2 tazas de agua. Agregar la quínoa, azúcar y canela. Reducir el fuego al mínimo y cocinar hasta que espese levemente. Esto debería llevar unos 5 minutos. Remover del fuego y verter en tazones. Cubrir con ciruelas.

Información nutricional por porción: Kcal: 150, Proteínas: 7.7g, Carbohidratos: 5.8g, Grasas: 0.2g

37.   Ensalada Sueca

Ingredientes:

4 onzas de queso Cottage, despedazado

6 onzas de salmón ahumado, cortado en tiras

½ taza de albahaca fresca, cortada finamente

1 taza de Lechuga iceberg, cortada finamente

¼ taza de lechuga de cordero, trozada

1 taza de radicheta, cortada finamente

Para el aderezo:

2 cucharadas de vinagre de vino

2 cucharadas de aceite de oliva

1 cucharadita de pimienta negra, molida

1 cucharada de azúcar negra

1 cucharadita de eneldo, molido

Preparación:

Precalentar una sartén a fuego medio/alto. Añadir el

azúcar y revolver constantemente hasta que caramelice. Agregar el vinagre y cocinar 1 minuto más. Remover del fuego y dejar enfriar un rato. Añadir el eneldo, revolver y dejar a un lado.

Combinar la albahaca, lechuga, lechuga de cordero y radicheta en un plato. En un bowl, combinar el queso, salmón y aceite de oliva. Verter la mezcla sobre la ensalada.

Añadir el aderezo sobre la ensalada y sazonar con una pizca de pimienta.

¡Servir inmediatamente!

Información nutricional por porción: Kcal: 227, Proteínas: 13.8g, Carbohidratos: 9.8g, Grasas: 17.6g

38.   Sopa de Champiñones con Zanahorias

Ingredientes:

1 zanahoria mediana, en cubos

½ taza de coco rallado

1 taza de leche de coco

1 taza de champiñones, rebanados finamente

5 tazas de agua

1 cucharadita de pimienta blanca, molida

1 apio, cortado finamente

1 cucharada de aceite de oliva

1 chile verde, trozadas, sin semillas

3 cebollas trozadas

Un puñado de perejil fresco, cortado finamente

Preparación:

Calentar el aceite de oliva en una olla profunda. Agregar las cebollas, zanahorias y coco rallado. Cocinar revolviendo por 5 minutos, y luego añadir los champiñones. Freír 5 minutos más.

Agregar el apio y el chile. Sazonar a gusto y verter la leche y agua. Reducir el fuego, tapar, y cocinar por 20 minutos.

Remover del fuego y rociar con perejil.

Servir caliente.

Información nutricional por porción: Kcal: 130, Proteínas: 2.3g, Carbohidratos: 9.2g, Grasas: 14.4g

39.   Tostada Francesa de Berenjena

Ingredientes:

1 berenjena grande

3 huevos de corral

¼ cucharadita de sal marina

1 cucharada de aceite vegetal

½ cucharadita de canela

Preparación:

Pelar la berenjena y cortarla longitudinalmente en rebanadas. Rociar con sal de cada lado. Dejar reposar por unos minutos. Lavar bien y presionar gentilmente para sacar el exceso de líquido.

Mientras tanto, mezclar los huevos con la canela en un tazón grande. Calentar una sartén antiadherente a fuego medio.

Poner las rebanadas de berenjena en la mezcla de huevo. Hacer unos huecos con un cuchillo para que la mezcla penetre la berenjena. Freír hasta que dore, de cada lado. Servir su "tostada francesa" caliente.

Información nutricional por porción: Kcal: 78, Proteínas: 5.5g, Carbohidratos: 9.8g, Grasas: 6.3g

40.   Ensalada de Filete de flanco

Ingredientes:

Para la Carne:

8 onzas filete de flanco

1 cucharada de orégano seco, trozado

3 cucharadas de Mostaza de Dijon

3 cucharadas de aceite de oliva

¼ cucharadita de pimienta

Para la ensalada:

3.5 onzas rábano morado, rebanado

1 cebolla grande, pelada y rebanada

Un puñado de rúcula, despedazada

Un puñado de lechuga, despedazada

Para el aderezo:

¼ taza de aceite de oliva

1 cucharada de vinagre de sidra de manzana

½ cucharadita de ají picante, molido

Preparación:

Combinar los ingredientes del aderezo en un bowl pequeño. Revolver bien y dejar a un lado.

Precalentar el grill a fuego medio/alto. Lavar y secar los filetes. Cortar en rebanadas de 1 pulgada de espesor. Dejar a un lado.

Combinar el aceite de oliva con la mostaza, pimienta y orégano. Usando un cepillo de cocina, esparcir esta mezcla sobre la carne y grillar por 10-12 minutos, revolviendo regularmente. Cuando la carne se haya carbonizado levemente, remover del fuego y poner en un bowl.

Agregar la cebolla, lechuga, rábano y rúcula. Combinar bien. Me gusta rociar con pimienta Cayena a las cebollas antes de mezclarlas, pero esto es opcional.

Rociar el aderezo sobre la ensalada y servir inmediatamente.

Información nutricional por porción: Kcal: 450, Proteínas: 41g, Carbohidratos: 10.2g, Grasas: 27.8g

41.   Arroz con Leche de Almendra

Ingredientes:

½ taza de arroz crudo

2 tazas de leche de almendra

½ taza de arándanos agrios

Preparación:

Usar las instrucciones del paquete para cocinar el arroz.

Verter 2 tazas de leche en una cacerola mediana y hervir. Añadir el arroz cocido. Cocinar por 20 minutos más, hasta obtener una mezcla cremosa.

Añadir los arándanos agrios y remover del fuego. Dejar enfriar en la nevera antes de servir.

Información nutricional por porción: Kcal: 282, Proteínas: 5.3g, Carbohidratos: 57.5g, Grasas: 3.9g

42.   Omelette de Champiñones

Ingredientes:

1 taza de champiñones, rebanados

2 huevos grandes

1 cucharadita de romero fresco, trozado

¼ cucharadita de orégano seco

Preparación:

Calentar una sartén antiadherente a fuego medio. Agregar los champiñones y cocinar por 3-4 minutos, hasta que el agua se evapore. Remover del fuego.

En un bowl pequeño, batir los huevos, romero y orégano. Verter la mezcla en la sartén y freír por 4 minutos. Cuando los huevos estén listos, poner una capa de champiñones en la mitad de la sartén. Doblar la parte sin champiñones y freír por 1 minuto más. Transferir a un plato y servir con hojas de lechuga, aunque esto es opcional.

Información nutricional por porción: Kcal: 98, Proteínas: 6.3g, Carbohidratos: 2.4g, Grasas: 6.7g

43. Batatas Con Brotes de Bruselas

Ingredientes:

1 libra de Brotes de Bruselas

5 batatas medianas, trozadas

2 cebollas moradas, peladas y rebanadas

¼ taza de jugo de lima

1 cucharada de perejil fresco, cortado finamente

3 cucharadas de aceite de oliva

Preparación:

Precalentar el horno a 300°F.

Calentar el aceite de oliva en una sartén grande, a fuego medio. Añadir las rodajas de cebolla. Cocinar por unos 4-5 minutos, hasta que trasluzcan.

Mientras tanto, pelar y cortar las batatas en trozos del tamaño de un bocado, y lo brotes de Bruselas por la mitad. Agregar las batatas y brotes a la sartén y reducir el fuego al mínimo. Revolver bien hasta que esté mezclado y hervir a fuego lento por 10 minutos. Remover del fuego.

Transferir los vegetales a una fuente. Sazonar con perejil. Asas por 30-40 minutos, o hasta que ablanden. Remover del horno y dejar enfriar un rato.

Rociar con jugo de lima fresco antes de servir.

Información nutricional por porción: Kcal: 186, Proteínas: 5.5g, Carbohidratos: 36.2g, Grasas: 5.5g

44.   Puré de Azúcar de Coco

Ingredientes:

2 manzanas grandes, peladas y sin centro

2 cucharadas de semillas de calabaza

3 cucharadas de azúcar de palma de coco

1 cucharada de linazas, entera

1 cucharada de aceite de linaza, prensado en frío

1 cucharadita de canela

Preparación:

Trozar las manzanas y ponerlas en una cacerola. Cubrir con agua y cocinar hasta que ablanden. Esto debería tomar 20 minutos.

Remover del fuego y colar. Dejar enfriar un rato y luego transferir a una procesadora. Agregar los otros ingredientes y pulsar hasta combinar.

Dejar enfriar un rato antes de servir.

Información nutricional por porción: Kcal: 250, Proteínas: 0.8g, Carbohidratos: 19.5g, Grasas: 1.7g

45.   Postre Frío de Manzana

Ingredientes:

4 manzanas medianas

½ taza de almendras, molidas

½ taza de nueces, molidas

1 cucharadita de canela

1 cucharadita de Stevia

2 cucharadas de aceite de coco

Preparación:

Pelar y rebanar las manzanas. Poner en una cacerola profunda y añadir agua para cubrir. Cocinar las manzanas hasta que ablanden. Remover de la cacerola y colar.

Combinar los ingredientes con una batidora eléctrica o procesadora. Poner la mezcla en papel manteca y deshidratar a 115°F por 7 a 9 horas. La mezcla estará completamente deshidratada cuando el papel se salga fácilmente.

Cortar en piezas de 3x3 pulgadas y servir frío.

Información nutricional por porción: Kcal: 228, Proteínas: 2.5g, Carbohidratos: 42.2g, Grasas: 5.1g

46.   Helado De Naranja

Ingredientes:

1 taza de crema de coco cruda

¼ taza de nueces de macadamia, molidas

¼ taza de jugo de naranja fresco

2-3 gotas de aceite esencial natural de naranja

1 cucharadita de ralladura de naranja

3 cucharadita de Stevia

1 cucharada de aceite de coco

Preparación:

Combinar los ingredientes en un bowl grande. Usar una batidora eléctrica para obtener una mezcla suave. Verter en contenedores de helado y frezar por la noche.

Información nutricional por porción: Kcal: 162, Proteínas: 2.8g, Carbohidratos: 18.7g, Grasas: 10.3g

47.   Arroz Con Leche Turco con Naranja

Ingredientes:

1 taza de arroz cocido

2 tazas de leche de almendra

½ taza de jugo de naranja fresco

1 cucharadita de Stevia

½ cucharadita de canela

Preparación:

Seguir las instrucciones del paquete para cocinar el arroz. Reducir el fuego al mínimo y agregar leche de almendra y Stevia. Revolver bien por 15 minutos.

Remover del fuego y añadir jugo de naranja. Verter en bowls pequeños. Dejar enfriar en la nevera antes de servir.

Espolvorear canela encima, aunque esto es opcional.

Información nutricional por porción: Kcal: 169, Proteínas: 5.6g, Carbohidratos: 32.5g, Grasas: 3.8g

48.   Palitos de Zanahoria y Limón

Ingredientes:

5 zanahorias medianas

1 limón orgánico, rebanado en gajos

1 cucharada de romero fresco, trozado

Para la marinada:

1 cucharadita de ajo molido

1 taza de jugo de limón orgánico

½ cucharadita de hojas de tomillo secas

½ cucharadita de orégano seco

Preparación:

Combinar los ingredientes de la marinada en un bowl mediano. Mezclar hasta que se hayan combinado bien.

Poner las zanahorias y cubrir bien con la marinada. Cubrir y dejar reposar por 1 hora.

Precalentar el grill a fuego alto. Poner las zanahorias y agregar ½ taza de la marinada de limón. Grillar por 15

111 Recetas de Comidas y Jugos Bajas En Sodio

minutos, revolviendo constantemente. Añadir más marinada si es necesario. Transferir a un plato.

Servir caliente con gajos de limón y rociar con perejil molido.

Información nutricional por porción: Kcal: 92, Proteínas: 1.4g, Carbohidratos: 4.8g, Grasas: 0.9g

49.   Champiñones con Pimentón Dulce Ahumado

Ingredientes:

¼ taza de hojas de cilantro fresco, trozadas

3 dientes de ajo, molidos

¼ taza de jugo de limón

1 taza de champiñones

½ cucharadita pimentón dulce ahumado

½ cucharadita comino, molido

½ cucharadita perejil seco

Preparación:

Agregar el cilantro, ajo, pimentón dulce, comino, perejil y jugo de limón a una procesadora y pulsar para combinar. Añadir gradualmente el aceite y mezclar los ingredientes hasta obtener una mezcla suave.

Transferir la mezcla a un bowl, añadir los champiñones y mezclar bien para cubrirlos con la salsa. Dejar reposar por 2 horas para que los sabores penetren los champiñones.

Remover los champiñones de la salsa y precalentar un grill.

Poner los champiñones y grillar por 3 a 4 minutos de cada lado. Agregar marinada mientras se cocina.

Remover los champiñones, poner en un plato, y servir con gajos de limón o algunos vegetales.

Información nutricional por porción: Kcal: 301, Proteínas: 8.4g, Carbohidratos: 55.7g, Grasas: 0.6g

50. Magdalenas Inglesas

Ingredientes:

1 taza de harina común

¼ taza de azúcar negra

1 cucharadita de levadura

1 cucharada de manteca, derretida

2 tazas de leche desnatada

Preparación:

Combinar los ingredientes secos en un bowl grande y mezclar bien. Añadir, revolviendo, 1 cucharada de manteca derretida y la leche, hasta que la masa forme una bola. Puede agregar más leche para obtener la consistencia apropiada. Mezclar bien por unos minutos usando sus manos o una batidora eléctrica. La masa se volverá muy pegajosa.

Añadir más harina (2 cucharadas serán suficientes) para obtener una mezcla suave. Cubrir y dejar leudar por 15 minutos.

Mientras tanto, precalentar el horno a 350°F. Usar un

molde de magdalenas para dar forma a la masa. Hornear por 20 minutos, hasta que doren. Remover del horno y servir.

Información nutricional por porción: Kcal: 141, Proteínas: 5.2g, Carbohidratos: 27.3g, Grasas: 1.2g

51.   Panqueques de Calabaza

Ingredientes:

5 claras de huevo

½ cucharada canela

¼ taza de avena

½ cucharadas de azúcar

1 cucharada de lino, molido

1/3 taza de calabaza fresca, enlatada o en puré

Preparación:

Combinar todos los ingredientes en un bowl grande y mezclar bien.

Calentar una sartén a fuego medio. Mantener una temperatura constante durante todo el proceso de cocción.

Usar una cuchara grande para poner los ingredientes mezclados en la sartén.

Hacer los panqueques de la forma regular.

Información nutricional por porción: Kcal: 164, Proteínas: 4.2g, Carbohidratos: 27.5g, Grasas: 0.5g

52. Ensalada Cremosa de Perejil

Ingredientes:

1 pepino grande, rebanado

1 tomate grande, trozado

3 cebollas de verdeo, trozadas

Un puñado de perejil, trozado

¼ taza de ricota, sin sal

3 cucharadas de aceite vegetal

1 cucharada de aceite de coco

3 cucharadas de jugo de lima recién exprimido

Preparación:

Combinar el aceite vegetal con aceite de coco y jugo de lima. Revolver bien.

Poner los vegetales en un bowl grande y combinar. Rociar con marinada y servir.

Puede añadir ricota, pero esto es opcional.

Información nutricional por porción: Kcal: 105, Proteínas: 3.2g, Carbohidratos: 14.7g, Grasas: 5.3g

53. Galletas con Chips de Chocolate

Ingredientes:

2 huevos grandes

2 tazas de chips de chocolate

1 taza de manteca sin sal

1 pizca de canela molida

2 ½ tazas de harina común

½ cucharadita bicarbonato de sodio

2 ½ tazas azúcar negra

Preparación:

Precalentar el horno a 370°F. En un bowl, mezclar la manteca con la azúcar negra. Mezclar bien hasta obtener una mezcla mullida. Agregar los huevos y mezclar hasta que se combine con los otros ingredientes.

En otro bowl, poner el bicarbonato de sodio, harina y canela. Mezclar los ingredientes.

Agregar el contenido del segundo bowl al primero. Usar las manos para añadir los chips de chocolate a la mezcla.

Verter la mezcla en una fuente de hornear y agregar una pizca de sal a cada galleta. Hornear hasta que doren, lo que debería llevar unos 10 minutos.

Información nutricional por porción: Kcal: 49, Proteínas: 0.6g, Carbohidratos: 6.2g, Grasas: 2.8g

54.   Yogurt de Arándanos

Ingredientes:

½ taza de arándanos

½ taza de jugo de naranja

1 ½ tazas de yogurt natural

1 taza de frutillas

1 banana, rebanada

1 cucharada de miel

Preparación:

Poner todos los ingredientes en una procesadora. Mezclar por 1 minuto hasta que esté suave. De ser necesario, añadir más jugo de naranja.

Transferir la mezcla a vasos de vidrio. Refrigerar 30 minutos antes de usar.

Información nutricional por porción: Kcal: 189, Proteínas: 6.8g, Carbohidratos: 41.5g, Grasas: 1.2g

55. Ensalada de Pechuga de Pollo Grillada

Ingredientes:

1 pechuga de pollo grande, sin piel ni hueso, cortada en piezas del tamaño de un bocado

1 tomate grande, trozado

1 pimiento verde mediano, cortado finamente

1 pepino grande, rebanado

Un puñado de lechuga fresca, despedazada

1 pimiento rojo mediano, cortado finamente

Un puñado de perejil fresco, trozado

4 cucharadas de aceite de oliva

Para el aderezo:

¼ taza de jugo de lima fresco

3 cucharadas de aceite de oliva

½ chalote pequeño, molido

1 diente de ajo, molido

Preparación:

Calentar el aceite de oliva a fuego medio/alto. Agregar la pechuga de pollo y freír por 5-7 minutos, revolviendo constantemente. Remover del fuego y dejar a un lado.

Poner los vegetales en un bowl grande, agregar la pechuga y revolver para combinar.

En un bowl pequeño, combinar los ingredientes del aderezo y batir bien con una cuchara. Rociar sobre la ensalada y servir.

Información nutricional por porción: Kcal: 171, Proteínas: 31g, Carbohidratos: 15.5g, Grasas: 25g

56.   Muesli de Manzana con bayas de Goji

Ingredientes:

1 taza copos de avena

½ taza bayas de Goji secas

2 manzanas grandes

3 cucharadas de linaza

3 cucharadas de miel

1 ¼ tazas de agua de coco

1 ¼ tazas de yogurt natural

2 cucharadas hojas de menta

Preparación:

Rallar las manzanas en un bowl grande.

Poner el yogurt, bayas de Goji, linaza, copos de avena, menta y agua de coco en el bowl, y mezclar bien. Dejar la mezcla en la nevera por la noche.

Añadir miel al muesli y servir.

Información nutricional por porción: Kcal: 420, Proteínas: 13.2g, Carbohidratos: 57.4g, Grasas: 6.1g

57.   Burrito de Desayuno

Ingredientes:

2 rebanadas de carne orgánica

1 cucharada de manteca

2 huevos enteros

¼ taza de espinaca trozada

2 cucharadas de pimiento, cortado finamente

1 tomate pequeño, trozado

1 cucharadita de cilantro fresco

Preparación:

Batir los huevos y el cilantro en un bowl, y dejar a un lado.

En una sartén a fuego medio/alto, añadir la manteca. Saltear la espinaca, tomate y pimiento por 3 minutos. Agregar los huevos y mezclar con una espátula. Cuando los huevos revueltos estén listos, remover del fuego y agregar a cada trozo de carne.

Enrollar y asegurar con un palillo de madera. Dorar la carne y transferir a un plato. Servir caliente.

Información nutricional por porción: Kcal: 395, Proteínas: 21.6g, Carbohidratos: 19.4g, Grasas: 17.1g

58.   Sopa Cremosa de Espárragos

Ingredientes:

6 onzas de espárragos frescos, trozados, sin los extremos de rama

3 cebollas de verdeo cortadas finamente

2 dientes de ajo, molidos

2 cucharadas de jugo de lima recién exprimido

2 tazas de caldo vegetal, sin sal

½ taza de crema batida

¼ cucharadita de pimienta negra, molida

1 hoja de albahaca

Preparación:

Calentar el aceite a fuego medio en una cacerola profunda. Freír los espárragos por 2-3 minutos para ablandarlos. Agregar las cebollas, ajo y pimienta. Freír por otros 2 minutos.

Añadir el caldo vegetal y la hoja de albahaca. Hervir. Cocinar por 5 minutos y remover del fuego.

Transferir a una procesadora. Agregar crema agria y pulsar para combinar.

Añadir jugo de lima y servir.

Información nutricional por porción: Kcal: 115, Proteínas: 19g, Carbohidratos: 15.7g, Grasas: 4.6

59.   Envueltos de Vegetales

Ingredientes:

1 taza de tomates cherry, cortados por la mitad

1 taza de repollo colorado, cortado finamente

½ taza de frijoles verdes, cocidos

1 cucharadita de perejil seco

2 cucharadas de jugo de limón fresco

1 cucharada de azúcar negra

1 cucharadita de orégano seco

4 hojas de lechuga romana muy grandes

½ cucharadita de pimienta roja, molida

Preparación:

En una sartén grande, combinar los tomates, orégano y pimienta roja. Revolver bien y freír por 2-3 minutos, a fuego medio. Sazonar con pimienta. Agregar los ingredientes restantes y tapar. Dejar reposar por 10 minutos.

Dividir la mezcla en las hojas y enrollar. Asegurar con palillos de madera.

Servir.

Información nutricional por porción: Kcal: 400, Proteínas: 9.2g, Carbohidratos: 61.3g, Grasas: 18.6g

60.   Sopa de Pollo con Ajo

Ingredientes:

5 onzas de pechuga de pollo, sin piel ni hueso

1 cucharada de perejil, recién molido

5 dientes de ajo, cortados finamente

1 cebolla pequeña, trozada

1 cucharada de harina de almendra

4 cucharadas de aceite vegetal

¼ cucharadita de pimienta negra, molida

Preparación:

Precalentar 2 cucharadas de aceite vegetal en una sartén a fuego medio/alto. Agregar la cebolla y 3 dientes de ajo. Freír hasta que trasluzca.

Transferir la cebolla y el ajo a una cacerola profunda. Añadir la carne y perejil, y sazonar con pimienta. Verter suficiente agua para cubrir los ingredientes. Reducir el fuego al mínimo, tapar y cocinar por 30 minutos.

Colar la sopa en un bowl grande. Trozar la carne en piezas

del tamaño de un bocado.

Calentar 2 cucharadas de aceite en una cacerola profunda a fuego medio/alto. Transferir la carne a la cacerola nuevamente, con 2 dientes de ajo, y freír por 1 minuto. Añadir la harina y revolver constantemente por 2-3 minutos.

Finalmente, verter la sopa a la cacerola y revolver. Cocinar por 10 minutos más, revolviendo ocasionalmente.

Servir caliente.

Información nutricional por porción: Kcal: 93, Proteínas: 12.8g, Carbohidratos: 16.5g, Grasas: 22.4g

61.   Gachas de Nuez y Banana

Ingredientes:

1 banana amarilla madura, rebanada

2 tazas de leche de coco sin endulzar

½ cucharada de canela

½ taza alcaparras trozadas

½ taza almendras trozadas

½ taza nueces pecanas trozadas

Preparación:

En un bowl, poner las nueces y cubrir con agua. Tapar y dejar remojar por la noche. Colar y lavar. Transferir a una procesadora junto con la banana, leche de coco y canela. Pulsar hasta que esté suave y espeso.

Poner la mezcla en una sartén a fuego medio/alto. Cocinar por 5 minutos, o hasta que hierva, revolviendo regularmente. Dividir en 4 bowls para servir, y acompañar con nueces trozadas encima si lo desea.

Información nutricional por porción: Kcal: 306, Proteínas: 7.3g, Carbohidratos: 17.6g, Grasas: 25.6g

62.   Omelette de Espinaca y Tomate con Queso

Ingredientes:

4 huevos enteros medianos de corral, batidos

½ taza de queso Cottage crudo, sin sal

½ taza de cebolla blanca, en cubos

1 taza de espinaca fresca, cortada finamente

6 piezas de tomates cherry, en cubos

1 cucharada de manteca

¼ cucharadita de pimienta negra, molida

Preparación:

Agregar la manteca a una sartén a fuego medio. Cuando se haya derretido, saltear las cebollas hasta que ablanden, y añadir los huevos batidos. Cocinar por 3 minutos o hasta que la parte inferior esté dorada.

Agregar el queso, espinaca y tomates, y sazonar a gusto con pimienta. Levantar el otro lado del Omelette y darlo vuelta para cubrir los vegetales. Reducir el fuego al mínimo y cocinar por 2 minutos.

Poner el Omelette en un plato y servir con queso extra encima.

Información nutricional por porción: Kcal: 210, Proteínas: 18.3g, Carbohidratos: 4.6g, Grasas: 14.8g

63.   Ensalada Hawaiana

Ingredientes:

½ sandía pequeña, pelada y en cubos

1 palta grande madura, pelada, sin carozo, y rebanada en piezas del tamaño de un bocado

1 cucharada de jengibre fresco, rallado

1 cucharadita de menta fresca, cortada finamente

1 taza de jugo de limón

Preparación:

Combinar todos los ingredientes secos en un bowl grande. Verter el jugo de limón y revolver bien. Refrigerar por 30 minutos antes de servir.

Información nutricional por porción: Kcal: 149, Proteínas: 1.6g, Carbohidratos: 22.7g, Grasas: 0.4g

64. Panqueques de Harina de Almendra

Ingredientes:

1 taza de harina de almendra

2 huevos enteros medianos de corral

½ taza de agua

½ cucharadita de bicarbonato de sodio

¼ cucharadita de azúcar

2 cucharadas de ghi

Preparación:

Combinar la harina y el bicarbonato de sodio en un bowl, y dejar a un lado.

En otro bowl, batir los huevos, azúcar y 1 cucharada de ghi hasta que estén bien combinados. Verter esta mezcla en el bowl con la harina y mezclar bien hasta que quede suave. Si la mezcla es muy espesa, agregar agua y mezclar hasta que la consistencia deseada sea alcanzada. Cubrir el bowl con una toalla de cocina y dejar reposar por 15 minutos.

Agregar el ghi restante a una sartén a fuego medio/alto.

Una vez que esté caliente, verter un poco de mezcla de panqueque hasta cubrir la base. Cocinar hasta que dore y dar vuelta. Cocinar del otro lado. Repetir el procedimiento con la mezcla restante y ponerlos en un plato.

Servir caliente con su relleno preferido, si lo desea.

Información nutricional por porción: Kcal: 150, Proteínas: 6.2g, Carbohidratos: 4.3g, Grasas: 13.6g

65.   Ensalada de Remolacha y Ricota

Ingredientes:

5 onzas de remolacha, pelada y cortada en gajos

2 naranjas grandes, peladas y trozadas

1 taza de rúcula, trozada

½ taza de queso ricota sin sal, despedazado

¼ cucharadita de pimienta negra

1 cucharadita de semillas de chía

2 cucharadas de aceite de oliva extra virgen

Preparación:

Poner la remolacha en una sartén grande a fuego medio/alto. Cocinar por 10 minutos, o hasta que ablande. Remover del fuego y colar. Dejar a un lado.

Mientras tanto, combinar el aceite, pimienta y semillas de chía en un bowl. Mezclar bien y dejar a un lado.

Combinar la rúcula, naranjas y remolacha en un plato. Cubrir con queso ricota y sazonar con el aderezo preparado previamente.

Servir.

Información nutricional por porción: Kcal: 134, Proteínas: 8.6g, Carbohidratos: 15.3g, Grasas: 10.4g

66.   Pechuga de Pollo con Espinaca Cremosa

Ingredientes:

1 libra de pechuga de pollo, sin piel ni hueso

2 tazas de espinaca, trozada

1 taza de yogurt sin grasas

3 pimientos verdes

3 ají picantes

2 cebollas pequeñas, trozadas

1 cucharada de jengibre, molido

1 cucharadita de pimienta roja, molida

4 cucharadas de aceite vegetal

Preparación:

Lavar y secar el pollo usando papel de cocina. Trozar en piezas del tamaño de un bocado. Cortar finamente la cebolla y pimientos y dejar a un lado.

Calentar el aceite en una cacerola grande. Añadir las cebollas y pimientos y saltear por unos minutos. Luego, agregar la pechuga de pollo y rociar con jengibre y pimienta roja molida. Freír por 10 minutos, o hasta que el pollo esté levemente marrón.

Mientras tanto, combinar el yogurt bajo en grasas con la espinaca en una procesadora. Mezclar bien por 30 segundos. Agregar esta mezcla a la cacerola y freír hasta que la espinaca quede bien aplastada.

Cubrir, remover del fuego, y dejar reposar por 10 minutos antes de servir.

Información nutricional por porción: Kcal: 292, Proteínas: 26.4g, Carbohidratos: 7.2g, Grasas: 18.3g

## 67.	Ensalada Pirata

Ingredientes:

2 manzanas medianas, peladas y cortadas en piezas del tamaño de un bocado

2 naranjas grandes, peladas y cortadas en gajos

2 bananas grandes, peladas y rebanadas

2 kiwis, pelados y rebanados

1 cucharada de ron

1 taza de jugo de limón

1 cucharada de azúcar

1 cucharadita de ralladura de limón

Preparación:

Combinar las manzanas, naranjas y bananas en un bowl grande. Verter ½ taza de jugo de limón y revolver bien. Añadir el kiwi y bananas y revolver nuevamente.

Combinar el jugo de limón restante con el ron y la ralladura de limón en un bowl pequeño. Verter sobre la ensalada y refrigerar por 1 hora antes de servir.

Puede servirla con helado o agregar cualquier otra fruta de su gusto.

¡Disfrute!

Información nutricional por porción: Kcal: 142, Proteínas: 1.7g, Carbohidratos: 43.5g, Grasas: 0.3g

68. Cacerola de Puré de Frijoles Rojos

Ingredientes:

1 taza de frijoles rojos, pre cocidos

½ taza de frijoles verdes

½ taza de champiñones

1 taza de queso Cottage, sin sal

1 taza de yogurt griego

2 claras de huevo

2 cucharadas de aceite de oliva

Preparación:

Combinar los ingredientes en una procesadora. Mezclar bien por 30 segundos. Precalentar el horno a 300°F.

Cubrir una fuente de hornear pequeña con 2 cucharadas de aceite de oliva. Verter la mezcla de frijoles rojos en la fuente y hornear por 10-15 minutos, hasta obtener un color levemente marrón. Remover del horno, dejar reposar por 10 minutos y cortar en 4 piezas iguales.

Servir caliente.

Información nutricional por porción: Kcal: 259, Proteínas: 15.7g, Carbohidratos: 46.4g, Grasas: 8.5g

69.   Pollo al Estilo Griego

Ingredientes:

4 piezas de pechuga de pollo, en mitades

1 taza de queso Cottage, sin sal

½ taza de yogurt griego

1 taza de pepino, trozado

1 taza de lechuga, trozada

1 taza de tomates cherry

½ taza de cebollas trozadas

5 dientes de ajo, cortados finamente

2 cucharadas de jugo de limón fresco

1 cucharada de orégano seco, molido

½ cucharadita de pimienta roja, molida

3 cucharadas de aceite de oliva

6 pan pita de trigo integral, cortado en gajos

Preparación:

Lavar y cortar la carne en piezas pequeñas. Dejar a un lado.

Combinar el queso Cottage, yogurt griego, vegetales y especias en una procesadora. Mezclar bien por 30 segundos.

Calentar el aceite de oliva a fuego medio. Freír los trozos de pollo por 20 minutos, revolviendo constantemente. Agregar la mezcla de vegetales a la sartén. Revolver bien y cocinar por otros 10 minutos. Remover del fuego y dividir en 6 partes iguales.

Servir con el pan pita.

Información nutricional por porción: Kcal: 490, Proteínas: 46.2g, Carbohidratos: 22.5g, Grasas: 24.4g

70.   Queso Cottage sin Sal con Vegetales

Ingredientes:

½ taza de queso Cottage, sin sal

1 cebolla pequeña, trozada

1 zanahoria pequeña, rebanada

1 tomate pequeño, rebanado

2 pimientos medianos

1 cucharada de aceite de oliva

Preparación:

Lavar y secar los vegetales usando papel de cocina. Cortar en rebanadas o tiras.

Calentar el aceite de oliva a fuego medio y freír los vegetales por unos 10 minutos, revolviendo constantemente. Querrá esperar hasta que los vegetales se ablanden y luego agregar el queso Cottage. Revolver bien y freír por otros 2-3 minutos. Remover del fuego y servir.

Información nutricional por porción: Kcal: 175, Proteínas: 15.5g, Carbohidratos: 7.3g, Grasas: 9.2g

71.   Ensalada Simple de Lima

Ingredientes:

½ pechuga de pollo mediana, sin piel ni hueso

½ pepino, rebanado

1 tomate pequeño, trozado

1 taza de lechuga fresca, despedazada

1 pimiento verde pequeño, rebanado

1 cucharada de jugo de lima

3 cucharadas de aceite de oliva

Preparación:

Lavar y secar la carne. Trozar en piezas del tamaño de un bocado.

Calentar el aceite de oliva a fuego medio/alto. Agregar la pechuga de pollo trozada y freír por 10-15 minutos, o hasta que esté levemente carbonizada. Remover del fuego y dejar enfriar un rato.

Mientras tanto, combinar los vegetales en una jarra de vidrio. Agregar la carne y mezclar bien. Sazonar con sal y jugo de lima. Sellar la tapa y estará listo.

Información nutricional por porción: Kcal: 70, Proteínas: 7.9g, Carbohidratos: 11g, Grasas: 2.4g

72. Lentejas Asadas

Ingredientes:

½ tazas de lentejas crudas

2 cucharadas de aceite de oliva

1 cucharadita de pimienta negra, molida

1 cucharadita de chile rojo, molido

1 cucharadita de canela, molida

Preparación:

Primero querrá cocinar las lentejas. Verter 2 tazas de agua en una cacerola y hervir. Agregar las lentejas y cocinar por 15-20 minutos, hasta que estén blandas. Remover del fuego y lavar bien con agua fría. Colar y dejar a un lado.

Precalentar el horno a 300 grados. En un bowl grande, cubrir las lentejas con sal, aceite de oliva, pimienta, chile rojo y canela. Esparcir las lentejas en una fuente mediana y hornear por 20 minutos.

Preparadas así, las lentejas pueden ser almacenadas en un contenedor por 15 días.

Información nutricional por porción: Kcal: 238, Proteínas: 28g, Carbohidratos: 19.5g, Grasas: 8.5g

Jugos

1.   Jugo de Mango y Lima

Ingredientes:

1 mango grande

1 lima grande, sin piel

1 guayaba grande, sin piel

3 onzas de agua de coco

Preparación:

Pelar el mango y trozarlo. Dejar a un lado.

Pelar la lima y cortarla por la mitad. Dejar a un lado.

Lavar la guayaba y trozarla. Reservar el resto en la nevera. Dejar a un lado.

Procesar el mango, lima y guayaba en una juguera. Transferir a vasos y añadir el agua de coco.

Agregar cubos de hielo y servir inmediatamente.

Información nutricional por porción: Kcal: 225, Proteínas: 4.4g, Carbohidratos: 63.9g, Grasas: 1.8g

2.   Jugo de Col Rizada y Pomelo

Ingredientes:

1 taza de col rizada, en trozos

1 pomelo entero, sin piel

2 tazas de uvas

1 taza de berro, en trozos

½ taza de agua

Preparación:

Combinar la col rizada y berro en un colador, y lavar bien. Trozar y dejar a un lado.

Lavar el pomelo y trozarlo. Dejar a un lado.

Poner las uvas en un colador y lavar bajo agua fría. Dejar a un lado.

Procesar las uvas, col rizada, berro y pomelo en una juguera. Transferir a vasos y añadir el agua.

Refrigerar 10 minutos antes de servir.

Información nutricional por porción: Kcal: 231, Proteínas: 6.7g, Carbohidratos: 64g, Grasas: 1.6g

3.   Jugo de Repollo y Calabaza

Ingredientes:

1 taza de repollo morado

1 taza de calabaza, sin semillas y sin piel

1 naranja grande, sin piel

1 manzana verde grande, sin centro

1 cucharadita de raíz de jengibre

Preparación:

Lavar el repollo y romper con las manos. Dejar a un lado.

Pelar la calabaza y cortarla por la mitad. Remover las semillas. Cortar un gajo grande y pelarlo. Trozar y dejar a un lado.

Pelar la naranja y dividirla en gajos. Dejar a un lado.

Lavar la manzana y remover el centro. Trozar y dejar a un lado.

Pelar la raíz de jengibre y dejar a un lado.

Procesar la calabaza, naranja, repollo, manzana y raíz de

jengibre en una juguera. Transferir a vasos y añadir algunos cubos de hielo.

Refrigerar 10 minutos antes de servir.

Información nutricional por porción: Kcal: 228, Proteínas: 5.4g, Carbohidratos: 69.3g, Grasas: 1.5g

4.   Jugo de Frutilla y Arándanos Agrios

Ingredientes:

1 taza de frutillas

1 taza de arándanos agrios

1 papaya pequeña, sin semillas y sin piel

1 lima grande, sin piel

3 onzas de agua de coco

Preparación:

Poner las frutillas y arándanos agrios en un colador, y lavar bajo agua fría. Colar y dejar a un lado.

Pelar la papaya y cortarla por la mitad. Remover las semillas negras y pulpa. Trozar y dejar a un lado.

Pelar la lima y cortarla por la mitad. Dejar a un lado.

Procesar las frutillas, arándanos agrios, papaya y lima en una juguera. Transferir a vasos y añadir el agua de coco.

Agregar hielo o refrigerar 10 minutos antes de servir.

Información nutricional por porción: Kcal: 153, Proteínas: 2.6g, Carbohidratos: 50.9g, Grasas: 1.8g

5.   Jugo de Rábano y Menta

Ingredientes:

1 rábano mediano, en rodajas

1 cucharada de menta fresca, en trozos

2 peras grandes, sin piel ni semillas

1 taza de arándanos frescos

1 taza de coliflor, en trozos

¼ taza de agua de coco, sin endulzar

Preparación:

Lavar el rábano y recortar las partes verdes. Trozar y dejar a un lado.

Lavar las peras y remover el centro. Trozar y dejar a un lado.

Lavar los arándanos bajo agua fría. Colar y dejar a un lado.

Recortar las hojas externas de la coliflor. Lavar y trozar. Reservar el resto en la nevera.

Procesar el rábano, menta, peras, arándanos y coliflor en

una juguera.

Transferir a vasos y añadir el agua de coco.

Agregar hielo y servir.

Información nutricional por porción: Kcal: 297, Proteínas: 4.9g, Carbohidratos: 97g, Grasas: 1.4g

6.   Jugo de Botes de Bruselas y Puerro

Ingredientes:

1 taza de Brotes de Bruselas, en trozos

2 puerros grandes

1 bulbo de hinojo mediano, en trozos

½ cucharadita de romero fresco

Preparación:

Lavar los brotes de Bruselas y recortar las hojas externas. Trozar y dejar a un lado.

Lavar los puerros y trozarlos. Dejar a un lado.

Lavar el bulbo de hinojo y recortar las capas marchitas. Trozar y dejar a un lado.

Procesar los brotes de Bruselas, puerros e hinojo en una juguera. Transferir a vasos y rociar con romero picado. Refrigerar 10 minutos antes de servir.

Información nutricional por porción: Kcal: 165, Proteínas: 8.5g, Carbohidratos: 50.1g, Grasas: 1.3g

7.　　Jugo de Arándanos Agrios y Espinaca

Ingredientes:

1 taza de arándanos agrios

1 taza de espinaca bebé, en trozos

1 taza de verdes de nabo, en trozos

1 limón entero, sin piel

½ taza de agua de coco pura

Preparación:

Poner los arándanos agrios en un colador y lavar bajo agua fría. Colar y dejar a un lado.

Lavar la espinaca bebé y romper con las manos.

Lavar los verdes de nabo y trozarlo. Dejar a un lado.

Pelar el limón y cortarlo por la mitad. Dejar a un lado.

Procesar los arándanos agrios, espinaca bebé, verdes de nabo y limón en una juguera. Transferir a vasos y añadir agua de coco pura.

Agregar hielo y servir inmediatamente.

Información nutricional por porción: Kcal: 69, Proteínas: 4.3g, Carbohidratos: 27.6g, Grasas: 0.8g

8.   Jugo de Rábano y Calabacín

Ingredientes:

1 rábano pequeño, recortado

1 calabacín grande, en trozos

1 taza de lechuga de hoja roja, en trozos

1 batata mediana, sin piel

1 cucharadita de jengibre, molido

Preparación:

Lavar el rábano y recortar las puntas verdes. Trozar y dejar a un lado.

Pelar el calabacín y cortarlo por la mitad. Remover las semillas y trozar. Dejar a un lado.

Pelar la batata y ponerla en una olla de agua hirviendo. Cocinar hasta que ablande y remover. Colar y dejar enfriar. Trozar y dejar a un lado.

Lavar la lechuga y romper con las manos. Dejar a un lado.

Pelar la raíz de jengibre y dejar a un lado.

Procesar el rábano, calabacín, lechuga, batata y jengibre en una juguera. Transferir a vasos y añadir agua para ajustar el espesor.

Servir inmediatamente.

Información nutricional por porción: Kcal: 67, Proteínas: 4.3g, Carbohidratos: 18.6g, Grasas: 0.8g

9. Jugo de Coliflor y Puerro

Ingredientes:

1 taza de brócoli, en trozos

1 cabeza de coliflor pequeña

1 puerro grande

1 taza de col rizada fresca, en trozos

1 manzana verde grande, sin centro

2 onzas de agua

Preparación:

Recortar las hojas externas de la coliflor. Trozar y dejar a un lado.

Lavar le puerro y trozarlo. Dejar a un lado.

Lavar el brócoli y trozar. Dejar a un lado.

Lavar la col rizada bajo agua fría y romper con las manos. Dejar a un lado.

Lavar la manzana y remover el centro. Trozar y dejar a un lado.

Procesar la coliflor, puerro, brócoli, col rizada y manzana en una juguera. Transferir a un vaso y añadir el agua.

Agregar cubos de hielo y servir inmediatamente.

Información nutricional por porción: Kcal: 233, Proteínas: 12.7g, Carbohidratos: 65.7g, Grasas: 2.3g

10.   Jugo de Banana y Calabacín

Ingredientes:

1 manzana Granny Smith grande, sin centro

1 naranja grande, en gajos

1 banana grande, en rodajas

1 calabacín mediano, en rodajas

2 onzas de agua

Preparación:

Lavar la manzana y remover el centro. Trozar y dejar a un lado.

Pelar la naranja y dividirla en gajos. Dejar a un lado.

Pelar la banana y trozarla. Dejar a un lado.

Pelar el calabacín y cortarlo por la mitad. Remover las semillas y trozar. Dejar a un lado.

Procesar la banana, calabacín, manzana y naranja en una juguera. Transferir a vasos y refrigerar 10 minutos antes de servir.

Información nutricional por porción: Kcal: 296, Proteínas: 6.5g, Carbohidratos: 86.8g, Grasas: 1.7g

11. Jugo de Manzana y Arándanos Agrios

Ingredientes:

1 taza de frutillas, en trozos

1 manzana Granny Smith grande, sin centro

1 taza de arándanos agrios

1 zanahoria grande, en rodajas

1 limón entero, sin piel

1 naranja grande, sin piel y en gajos

Preparación:

Lavar la manzana y remover el centro. Trozar y dejar a un lado.

Poner las frutillas y arándanos agrios en un colador, y lavar bajo agua fría. Colar y cortar por la mitad. Dejar a un lado.

Lavar la zanahoria y cortar en rodajas gruesas. Dejar a un lado.

Pelar el limón y cortarlo por la mitad. Dejar a un lado.

Pelar la naranja y dividirla en gajos. Dejar a un lado.

Procesar la manzana, arándanos agrios, frutillas, zanahorias, limón y naranja en una juguera. Transferir a un vaso y añadir el agua.

Agregar algunos cubos de hielo o refrigerar 10 minutos antes de servir.

Información nutricional por porción: Kcal: 268, Proteínas: 5.6g, Carbohidratos: 89.1g, Grasas: 1.6g

12. Jugo de Lima y Pepino

Ingredientes:

3 remolachas grandes, recortadas

1 lima grande

1 pepino grande

2 tallos de apio, en trozos

1 nudo de jengibre pequeño, 1 pulgada

2 onzas de agua

Preparación:

Pelar la lima y cortarla por la mitad. Dejar a un lado.

Lavar el pepino y cortarlo en rodajas gruesas. Dejar a un lado.

Lavar las remolachas y recortar las partes verdes. Trozar y dejar a un lado.

Lavar el apio y trozar. Dejar a un lado.

Pelar el nudo de jengibre y dejar a un lado.

Combinar las remolachas, lima, pepino, apio y jengibre en

una juguera, y pulsar. Transferir a un vaso y añadir el agua.

Refrigerar 10 minutos antes de servir.

Información nutricional por porción: Kcal: 140, Proteínas: 6.7g, Carbohidratos: 41.6g, Grasas: 0.9g

13.   Jugo Dulce de Naranja y Miel

Ingredientes:

1 naranja grande, sin piel y en gajos

1 taza de moras

1 manzana Dorada Deliciosa grande, sin centro y en trozos

1 taza de menta fresca, en trozos

1 cucharada de miel

3 onzas de agua de coco

Preparación:

Pelar la naranja y dividirla en gajos. Dejar a un lado.

Poner las moras en un colador y lavar bajo agua fría. Colar y dejar a un lado.

Lavar la manzana y remover el centro. Trozar y dejar a un lado.

Poner la menta en un tazón y añadir 1 taza de agua tibia. Dejar reposar 15 minutos.

Combinar las moras, naranja, manzana y menta en una

juguera, y procesar.

Transferir a vasos y añadir el agua de coco y miel. Agregar hielo y servir inmediatamente.

Información nutricional por porción: Kcal: 287, Proteínas: 5.3g, Carbohidratos: 88.4g, Grasas: 1.5g

14.   Jugo de Pepino y Zanahoria

Ingredientes:

1 pepino grande, en rodajas

1 zanahoria grande, en rodajas

1 taza de palta, sin carozo y en trozos

1 taza de semillas de granada

¼ cucharadita de nuez moscada

3 onzas de agua

Preparación:

Lavar el pepino y zanahoria. Cortar en rodajas finas y dejar a un lado.

Pelar la palta y cortarla por la mitad. Remover el carozo y trozar. Dejar a un lado.

Cortar la parte superior de la granada y bajar hacia las membranas blancas. Remover las semillas a un tazón y dejar a un lado.

Combinar el pepino, zanahoria, palta y semillas de granada en una juguera, y pulsar.

Transferir a vasos y añadir el agua y nuez moscada. Agregar hielo y servir inmediatamente.

Información nutricional por porción: Kcal: 319, Proteínas: 7.1g, Carbohidratos: 46.9g, Grasas: 23.5g

15. Jugo de Melón y Banana

Ingredientes:

1 gajo de melón dulce grande, en trozos

1 banana grande

2 tazas de uvas verdes

¼ cucharadita de canela, molida

2 onzas de agua

Preparación:

Cortar el melón por la mitad. Remover las semillas, cortar un gajo grande y pelarlo. Trozar y poner en un tazón. Reservar el resto en la nevera.

Pelar la banana y trozarla. Dejar a un lado.

Combinar las uvas en un colador y lavar bajo agua fría. Colar y dejar a un lado.

Combinar el melón dulce, banana y uvas en una juguera.

Transferir a vasos y añadir el agua. Agregar hielo antes de servir.

Información nutricional por porción: Kcal: 374, Proteínas: 4.4g, Carbohidratos: 105g, Grasas: 1.7g

16.   Jugo de Arándanos Agrios y Manzana

Ingredientes:

1 taza de arándanos agrios

1 manzana verde grande, sin centro y en trozos

1 taza de frutillas, en trozos

1 taza de col rizada fresca

1 pepino grande

Preparación:

Combinar los arándanos agrios y frutillas en un colador y lavar bajo agua fría. Colar y cortar las frutillas por la mitad. Dejar a un lado.

Lavar la manzana y remover el centro. Trozar y dejar a un lado.

Lavar la col rizada y colar. Romper con las manos y dejar a un lado.

Lavar el pepino y cortarlo en rodajas gruesas. Dejar a un lado.

Procesar los arándanos agrios, manzana, frutillas, col rizada y pepino. Transferir a vasos.

Agregar hielo antes de servir.

Información nutricional por porción: Kcal: 229, Proteínas: 7.4g, Carbohidratos: 72g, Grasas: 1.9g

17.   Jugo de Zanahoria y Pomelo

Ingredientes:

1 zanahoria grande, en rodajas

1 pomelo grande, en trozos

1 taza de mango, en trozos

1 limón grande, sin piel y por la mitad

1 pera pequeña, sin centro y en trozos

2 onzas de agua

Preparación:

Lavar la zanahoria y cortar en rodajas gruesas. Dejar a un lado.

Pelar el pomelo y dividirlo en gajos. Dejar a un lado.

Lavar el mango y trozarlo. Rellenar un vaso medidor y reservar el resto para otro jugo. Dejar a un lado.

Pelar el limón y cortarlo por la mitad. Dejar a un lado.

Lavar la pera y remover el centro. Trozar y dejar a un lado.

Procesar la zanahoria, pomelo, mango, limón y pera en una

juguera.

Transferir a vasos y añadir el agua. Agregar cubos de hielo o refrigerar 5 minutos antes de servir.

Información nutricional por porción: Kcal: 297, Proteínas: 5.7g, Carbohidratos: 92.7g, Grasas: 1.7g

18.   Jugo de Verdes de Ensalada y Manzana

Ingredientes:

1 taza de verdes de ensalada, en trozos

1 manzana mediana, sin centro

1 alcachofa mediana, en trozos

1 taza de guisantes verdes

1 taza de zanahorias, en rodajas

2 onzas de agua

Preparación:

Lavar los verdes de ensalada y romper con las manos. Dejar a un lado.

Lavar la manzana y cortarla por la mitad. Remover el centro y trozar. Dejar a un lado.

Recortar las capas externas de la alcachofa, lavarla y trozarla. Dejar a un lado.

Poner los guisantes verdes en un colador y lavar bajo agua fría. Colar y dejar a un lado.

Lavar las zanahorias y cortarlas en rodajas finas. Rellenar un vaso medidor y reservar el resto. Dejar a un lado.

Procesar la alcachofa, guisantes verdes, verdes de ensalada y zanahorias en una juguera. Transferir a vasos y refrigerar 5 minutos antes de servir.

Información nutricional por porción: Kcal: 250, Proteínas: 16.2g, Carbohidratos: 74.9g, Grasas: 1.7g

19.   Jugo de Manzana y Lechuga

Ingredientes:

1 manzana grande, sin centro

1 taza de lechuga de hoja roja, en trozos

1 taza de frijoles verdes, en trozos

1 taza de col rizada fresca, en trozos

1 lima grande, sin piel

1 pimiento rojo grande, en trozos

1 nudo de jengibre pequeño, 1 pulgada

3 onzas de agua

Preparación:

Lavar la manzana y remover el centro. Trozar y dejar a un lado.

Combinar la col rizada y lechuga de hoja roja en un colador, y lavar bajo agua fría. Romper con las manos y dejar a un lado.

Lavar los frijoles verdes y trozarlos. Dejar a un lado.

Pelar la lima y cortarla por la mitad. Dejar a un lado.

Lavar el pimiento y cortarlo por la mitad. Remover las semillas y trozar. Dejar a un lado.

Pelar el nudo de jengibre y dejar a un lado.

Procesar la manzana, lechuga de hoja roja, frijoles verdes, col rizada, lima, pimiento rojo y raíz de jengibre en una juguera.

Transferir a vasos y añadir el agua. Agregar hielo y servir inmediatamente.

Información nutricional por porción: Kcal: 194, Proteínas: 7.1g, Carbohidratos: 52.9g, Grasas: 1.7g

20. Jugo de Apio y Zanahoria

Ingredientes:

3 zanahorias grandes, en rodajas

1 pepino grande, en rodajas

2 tazas de apio, en trozos

1 taza de batatas, en cubos

1 nudo de jengibre pequeño, 1 pulgada

Preparación:

Lavar las zanahorias y pepino. Cortar en rodajas gruesas y dejar a un lado.

Lavar el apio y trozarlo. Dejar a un lado.

Pelar la batata y cortarla en cubos. Rellenar un vaso medidor y reservar el resto. Dejar a un lado.

Pelar el nudo de jengibre y dejar a un lado.

Procesar las zanahorias, pepino, apio, batatas y jengibre en una juguera.

Transferir a vasos y refrigerar 5 minutos antes de servir.

Información nutricional por porción: Kcal: 228, Proteínas: 7.6g, Carbohidratos: 65.4g, Grasas: 1.3g

21. Jugo de Calabaza y Granada

Ingredientes:

1 taza de semillas de granada

1 limón entero, sin piel

2 tazas de zapallo calabaza, en trozos

1 naranja grande, sin piel y en gajos

1 taza de apio, en trozos

2 onzas de agua

Preparación:

Cortar la parte superior de la granada y bajar hacia las membranas blancas. Remover las semillas a un tazón mediano.

Pelar el limón y naranja. Dividir la naranja en gajos y cortar el limón por la mitad. Dejar a un lado.

Pelar el zapallo calabaza y remover las semillas. Cortar en cubos y reservar el resto en la nevera.

Lavar el apio y trozarlo. Dejar a un lado.

Combinar las semillas de granada, limón, zapallo calabaza, naranja y apio en una juguera, y pulsar.

Transferir a vasos y añadir el agua. Agregar cubos de hielo y servir inmediatamente.

Información nutricional por porción: Kcal: 251, Proteínas: 7.3g, Carbohidratos: 79g, Grasas: 1.8g

22.   Jugo de Pepino y Albahaca

Ingredientes:

1 pepino grande, en rodajas

1 taza de albahaca fresca, en trozos

3 tazas de verdes de ensalada, en trozos

2 zanahorias grandes, en rodajas

1 batata mediana, en cubos

Preparación:

Lavar el pepino y zanahorias. Cortar en rodajas finas y dejar a un lado.

Combinar la albahaca y verdes de ensalada en un colador. Lavar bajo agua fría y colar. Romper con las manos y dejar a un lado.

Pelar la batata y cortar en cubos. Dejar a un lado.

Procesar el pepino, albahaca, verdes de ensalada, zanahorias y batata en una juguera. Transferir a vasos y refrigerar 10 minutos, o agregar hielo y servir.

Información nutricional por porción: Kcal: 201, Proteínas: 9.3g, Carbohidratos: 57.3g, Grasas: 1.5g

23.   Jugo de Coliflor y Lima

Ingredientes:

1 taza de coliflor, en trozos

1 lima grande, sin piel

2 tomates medianos

1 pimiento rojo grande, en trozos

3 onzas de agua

1 cucharadita de romero fresco, picado

Preparación:

Recortar las hojas externas de la coliflor. Lavar y trozar. Reservar el resto en la nevera.

Pelar la lima y cortarla por la mitad. Dejar a un lado.

Lavar los tomates y ponerlos en un tazón. Cortar en cuartos y reservar el jugo. Dejar a un lado.

Lavar el pimiento y cortarlo por la mitad. Remover las semillas y cortar en rodajas. Dejar a un lado.

Combinar la coliflor, lima, tomates y pimiento rojo en una

juguera, y pulsar.

Transferir a vasos y añadir el jugo de tomate y agua. Rociar con romero freso para más sabor.

Refrigerar 5 minutos antes de servir.

Información nutricional por porción: Kcal: 98, Proteínas: 6g, Carbohidratos: 28.5g, Grasas: 1.3g

24.   Jugo de Acelga y Pepino

Ingredientes:

1 taza de Acelga, en trozos

1 taza de pepino, en rodajas

2 tazas de chirivías, en trozos

1 pimiento verde grande, en trozos

1 nudo de jengibre, 1 pulgada

2 onzas de agua

Preparación:

Lavar la acelga y romper con las manos. Dejar a un lado.

Lavar el pepino y cortarlo en rodajas. Rellenar un vaso medidor y reservar el resto.

Pelar el jengibre y dejar a un lado.

Procesar la acelga, pepino, chirivías, pimiento y jengibre en una juguera.

Transferir a vasos y añadir el agua.

Agregar hielo y servir inmediatamente.

Información nutricional por porción: Kcal: 219, Proteínas: 7.3g, Carbohidratos: 68.8g, Grasas: 1.5g

25.   Jugo de Pomelo y Pepino

Ingredientes:

1 pomelo grande, sin piel y en gajos

1 pepino grande, en rodajas

1 taza de papaya, en trozos

1 manzana verde pequeña, sin centro y en trozos

2 onzas de agua de coco

Preparación:

Pelar el pomelo y dividirlo en gajos. Dejar a un lado.

Lavar el pepino y cortarlo en rodajas gruesas. Dejar a un lado.

Pelar la papaya y cortarla por la mitad. Remover las semillas y pulpa. Trozar y rellenar un vaso medidor. Reservar el resto para otro jugo. Dejar a un lado.

Lavar la manzana y remover el centro. Trozar y dejar a un lado.

Procesar el pomelo, papaya y manzana en una juguera. Transferir a vasos y añadir agua de coco.

Agregar cubos de hielo y servir inmediatamente.

Información nutricional por porción: Kcal: 246, Proteínas: 5.1g, Carbohidratos: 72.4g, Grasas: 1.3g

26. Jugo de Zanahoria y Naranja

Ingredientes:

1 zanahoria grande, en rodajas

1 naranja grande, sin piel y en gajos

1 taza de cerezas, por la mitad y sin carozo

1 manzana pequeña, sin centro

1 limón entero, sin piel

2 onzas de agua

Preparación:

Lavar la zanahoria y cortar en rodajas gruesas. Dejar a un lado.

Pelar la naranja y limón. Dividir la naranja en gajos y cortar el limón por la mitad. Dejar a un lado.

Lavar las cerezas y cortarlas por la mitad. Remover los carozos y dejar a un lado.

Lavar la manzana y remover el centro. Trozar y dejar a un lado.

Combinar zanahoria, naranja, limón, cerezas y manzanas en una juguera, y pulsar. Transferir a vasos y añadir hielo antes de servir.

Información nutricional por porción: Kcal: 253, Proteínas: 5.3g, Carbohidratos: 78.2g, Grasas: 1.1g

27.   Jugo de Calabaza y Ananá

Ingredientes:

1 taza de trozos de ananá

1 calabacín mediano

1 taza de calabaza, en trozos

1 taza de damasco, en trozos

1 manzana mediana, sin centro

2 onzas de agua

Preparación:

Cortar la parte superior del ananá y pelarlo. Trozar y reservar el resto en la nevera.

Pelar el calabacín y cortarlo por la mitad. Remover las semillas y cortar en cubos. Dejar a un lado.

Pelar la calabaza y cortarla por la mitad. Remover las semillas, cortar un gajo grande y pelarlo. Trozar y dejar a un lado. Reservar el resto.

Lavar los damascos y cortarlos por la mitad. Remover los carozos y trozar. Rellenar un vaso medidor y reservar el resto. Dejar a un lado.

Lavar la manzana y remover el centro. Trozar y dejar a un lado.

Procesar el ananá. calabacín, calabaza, damascos y manzana en una juguera.

Transferir a vasos y añadir el agua. Agregar hielo y servir inmediatamente.

Información nutricional por porción: Kcal: 272, Proteínas: 7.2g, Carbohidratos: 76.6g, Grasas: 1.8g

28. Jugo de Menta y Naranja

Ingredientes:

1 taza de menta fresca, en trozos

1 naranja grande, sin piel

1 manzana verde grande, sin centro

1 puñado de espinaca fresca, en trozos

3 onzas de agua

Preparación:

Combinar la menta y espinaca en un colador y lavar bajo agua fría. Colar y romper con las manos.

Pelar la naranja y dividirla en gajos. Dejar a un lado.

Lavar la manzana y remover el centro. Trozar y dejar a un lado.

Combinar la manzana, naranja, menta y espinaca en una juguera, y pulsar. Transferir a vasos y añadir el agua.

Agregar hielo antes de servir.

Información nutricional por porción: Kcal: 178, Proteínas: 4.4g, Carbohidratos: 54.5g, Grasas: 0.9g

29.   Jugo de Cantalupo y Albahaca

Ingredientes:

1 taza de cantalupo, en trozos

1 taza de albahaca fresca, en trozos

1 taza de coliflor, en trozos

1 taza de col rizada fresca, en trozos

1 pepino mediano, en rodajas

Preparación:

Cortar el cantalupo por la mitad. Remover las semillas y pulpa. Cortar dos gajos y pelarlos. Trozar y dejar a un lado. Reservar el resto en la nevera.

Combinar la albahaca y col rizada en un colador bajo agua fría. Colar y trozar.

Recortar las hojas externas de la coliflor. Lavar y trozar. Rellenar un vaso medidor y reservar el resto en la nevera.

Lavar el pepino y trozarlo. Dejar a un lado.

Combinar el cantalupo, albahaca, coliflor, col rizada y pepino en una juguera, y pulsar. Transferir a vasos y añadir cubos de hielo antes de servir.

Información nutricional por porción: Kcal: 132, Proteínas: 8.9g, Carbohidratos: 35.4g, Grasas: 1.7g

30. Jugo de Lima y Naranja

Ingredientes:

1 taza de palta, en trozos

1 lima grande, sin piel

1 naranja grande, sin piel

1 pepino grande, en rodajas

2 onzas de agua

Preparación:

Pelar la lima y cortarla por la mitad. Dejar a un lado.

Pelar la naranja y dividirla en gajos. Dejar a un lado.

Pelar la palta y cortarla por la mitad. Remover el carozo y trozar. Rellenar un vaso medidor y reservar el resto.

Lavar el pepino y cortarlo en rodajas gruesas. Dejar a un lado.

Combinar la lima, naranja, palta y pepino en una juguera, y pulsar. Transferir a vasos y añadir el agua.

Agregar hielo y servir inmediatamente.

Información nutricional por porción: Kcal: 132, Proteínas: 8.9g, Carbohidratos: 35.4g, Grasas: 1.7g

31.   Jugo de Kiwi y Limón

Ingredientes:

2 kiwis grandes, sin piel

1 limón grande, sin piel

1 taza de trozos de ananá

1 zanahoria grande

1 manzana amarilla grande, sin centro

1 cucharada de miel líquida

Preparación:

Pelar los kiwis y limón. Cortarlos por la mitad y dejar a un lado.

Cortar la parte superior del ananá y pelarlo. Trozar y rellenar un vaso medidor. Reservar el resto en la nevera.

Lavar la zanahoria y cortar en rodajas gruesas. Dejar a un lado.

Lavar la manzana y remover el centro. Trozar y dejar a un lado.

Procesar los kiwis, limón, ananá, zanahorias y manzana en una juguera. Transferir a vasos y añadir la miel. Agregar vainilla para más sabor.

Agregar hielo antes de servir.

Información nutricional por porción: Kcal: 132, Proteínas: 8.9g, Carbohidratos: 35.4g, Grasas: 1.7g

32. Jugo de Espinaca y Naranja

Ingredientes:

1 taza de espinaca, en trozos

1 naranja grande, sin piel

1 taza de zapallo calabaza, en cubos

1 pepino grande

1 rodaja de jengibre, 1 pulgada

Preparación:

Lavar la espinaca bajo agua fría. Colar y romper con las manos. Dejar a un lado.

Pelar la naranja y dividirla en gajos. Dejar a un lado.

Pelar el zapallo calabaza y remover las semillas. Cortar en cubos y reservar el resto en la nevera.

Lavar el pepino y cortarlo en rodajas gruesas. Dejar a un lado.

Pelar la raíz de jengibre y dejar a un lado.

Combinar la espinaca, naranja, calabaza, pepino y jengibre

en una juguera, y pulsar.

Agregar agua de ser necesario y servir inmediatamente.

Información nutricional por porción: Kcal: 209, Proteínas: 14.8g, Carbohidratos: 61.6g, Grasas: 2.1g

33.   Jugo de Lima y Naranja

Ingredientes:

1 lima grande, sin piel

2 naranjas grandes, sin piel

2 limones grandes, sin piel

1 taza de menta fresca, en trozos

¼ cucharadita de extracto puro de menta

Preparación:

Pelar la lima y limones. Cortarlos por la mitad y dejar a un lado.

Pelar la naranja y dividirla en gajos. Dejar a un lado.

Poner la menta en un colador y lavar bajo agua fría. Colar y romper con las manos. Dejar a un lado.

Combinar la lima, limones, naranja y menta en una juguera, y pulsar. Transferir a un vaso y añadir el extracto de menta.

Agregar agua de ser necesario.

Refrigerar 10 minutos antes de servir.

Información nutricional por porción: Kcal: 178, Proteínas: 5.8g, Carbohidratos: 61.5g, Grasas: 1.1g

34.　　Jugo de Lechuga y Limón

Ingredientes:

1 taza de lechuga de hoja roja, en trozos

1 limón grande, sin piel

4 zanahorias grandes, en rodajas

1 manzana roja grande, sin centro

Preparación:

Lavar la lechuga bajo agua fría. Romper con las manos y dejar a un lado.

Pelar el limón y cortarlo por la mitad. Dejar a un lado.

Lavar las zanahorias y cortarlas en rodajas gruesas. Dejar a un lado.

Lavar la manzana y remover el centro. Trozar y dejar a un lado.

Procesar la lechuga, limón, zanahorias y manzana en una juguera. Transferir a vasos y añadir hielo antes de servir.

Información nutricional por porción: Kcal: 231, Proteínas: 4.4g, Carbohidratos: 70g, Grasas: 1.4g

35. Jugo de Puerro y Brócoli

Ingredientes:

3 puerros grande, en trozos

1 taza de brócoli, en trozos

3 tazas de col rizada, en trozos

1 pepino grande

1 rodaja de jengibre pequeña, 1 pulgada

Preparación:

Lavar los puerros y trozarlos. Dejar a un lado.

Lavar el brócoli y trozarlo. Rellenar un vaso medidor y reservar el resto.

Lavar la col rizada bajo agua fría usando un colador. Lavar y trozar. Dejar a un lado.

Lavar el pepino y cortarlo en rodajas gruesas. Dejar a un lado.

Pelar la raíz de jengibre y dejar a un lado.

Procesar los puerros, brócoli, col rizada y jengibre en una

juguera.

Transferir a vasos y refrigerar 10 minutos antes de servir.

Información nutricional por porción: Kcal: 275, Proteínas: 17.2g, Carbohidratos: 72.7g, Grasas: 3.3g

36.   Jugo de Uva y Sandía

Ingredientes:

1 taza de uvas verdes

1 taza de sandía, sin semillas y en trozos

1 taza de mango, en trozos

1 manzana Fuji grande, sin centro

2 onzas de agua

Preparación:

Lavar las uvas usando un colador y dejar a un lado.

Cortar la sandía por la mitad. Para una taza, necesitará un gajo grande. Pelarlo y trozarlo. Remover las semillas y dejar a un lado. Reservar el resto.

Lavar el mango y trozar. Dejar a un lado.

Lavar la manzana y remover el centro. Trozar y dejar a un lado.

Combinar las uvas, sandía, mango y manzana en una juguera, y pulsar.

Transferir a vasos y añadir el agua. Agregar cubos de hielo o refrigerar antes de servir.

Información nutricional por porción: Kcal: 288, Proteínas: 3.7g, Carbohidratos: 80g, Grasas: 1.5g

37.   Jugo de Pastel de Calabaza

Ingredientes:

1 taza de calabaza, en trozos

1 taza de batata, en trozos

1 zanahoria mediana, en rodajas

1 pepino mediano, en rodajas

1 calabacín mediano, en trozos

¼ cucharadita de jengibre, molido

Preparación:

Pelar la calabaza y cortarla por la mitad. Remover las semillas, cortar un gajo y pelarlo. Trozar y rellenar un vaso medidor. Reservar el resto.

Pelar la batata y trozarla. Poner en una olla de agua hirviendo y cocinarla por 10 minutos. Remover del fuego y colar. Dejar enfriar.

Lavar la zanahoria y cortar en rodajas gruesas. Dejar a un lado.

Pelar el calabacín y cortarlo por la mitad. Remover las

semillas, trozar y dejar a un lado.

Lavar el pepino y cortarlo en rodajas gruesas. Dejar a un lado.

Combinar la calabaza, batata, zanahoria, pepino y calabacín en una juguera, y pulsar.

Transferir a vasos y añadir el jengibre.

Agregar hielo y servir.

Información nutricional por porción: Kcal: 214, Proteínas: 8.3g, Carbohidratos: 58.6g, Grasas: 1.3g

38.   Jugo de Guayaba y Naranja

Ingredientes:

1 guayaba grande, en trozos

1 naranja grande, sin piel

1 lima grande, sin piel

1 manzana mediana, sin centro

3 onzas de agua

Preparación:

Pelar y lavar la guayaba. Trozar y dejar a un lado.

Pelar la naranja y dividirla en gajos. Dejar a un lado.

Pelar la lima y cortarla por la mitad. Dejar a un lado.

Lavar la manzana y remover el centro. Trozar y dejar a un lado.

Combinar la guayaba, naranja, lima y manzana en una juguera, y pulsar.

Transferir a un vaso y añadir el agua. Agregar hielo y servir inmediatamente.

Información nutricional por porción: Kcal: 163, Proteínas: 3.5g, Carbohidratos: 49.7g, Grasas: 1g

39.   Jugo de Manzana y Naranja

Ingredientes:

1 manzana Roja Deliciosa mediana, sin centro y en trozos

1 naranja grande, sin piel y en gajos

2 duraznos grandes, sin carozo y en trozos

1 rodaja de jengibre, sin piel

1 cucharada de miel cruda

2 onzas de agua

Preparación:

Lavar la manzana y remover el centro. Trozar y dejar a un lado.

Pelar la naranja y dividirla en gajos. Dejar a un lado.

Lavar los duraznos y cortarlos por la mitad. Remover los carozos y trozar.

Pelar la raíz de jengibre y dejar a un lado.

Procesar los duraznos, manzana, naranja y jengibre en una juguera. Transferir a vasos y añadir la miel y agua.

Agregar algunos cubos de hielo antes de servir.

Información nutricional por porción: Kcal: 323, Proteínas: 5.6g, Carbohidratos: 97.4g, Grasas: 1.4g

OTROS TITULOS DE ESTE AUTOR

70 Recetas De Comidas Efectivas Para Prevenir Y Resolver Sus Problemas De Sobrepeso: Queme Calorías Rápido Usando Dietas Apropiadas y Nutrición Inteligente

Por

Joe Correa CSN

48 Recetas De Comidas Para Eliminar El Acné: ¡El Camino Rápido y Natural Para Reparar Sus Problemas de Acné En 10 Días O Menos!

Por

Joe Correa CSN

41 Recetas De Comidas Para Prevenir el Alzheimer: ¡Reduzca El Riesgo de Contraer La Enfermedad de Alzheimer De Forma Natural!

Por

Joe Correa CSN

70 Recetas De Comidas Efectivas Para El Cáncer De Mama: Prevenga Y Combata El Cáncer De Mama Con una Nutrición Inteligente y Alimentos Poderosos

Por

Joe Correa CSN

www.ingramcontent.com/pod-product-compliance
Lightning Source LLC
Chambersburg PA
CBHW030243030426
42336CB00009B/227